体質は3年で変わる

中尾光善
Nakao Mitsuyoshi

a pilot of wisdom

目次

第3章　体質はいつ、どういうしくみで決まるのか――55

滲出性体質／胸腺リンパ体質（リンパ体質）／アレルギー体質
体質は先天性素因
がんになりやすい体質（家系）はあるか
糖尿病になりやすい体質（家系）はあるか
骨格筋の比率は生まれつき
速筋線維が減るとサルコペニアになる
遅筋線維が減ると糖尿病になる
長寿の体質（家系）はあるか
肥満になりやすい体質（家系）はあるか
薄毛になりやすい体質（家系）はあるか
新型コロナウイルス感染症と体質との関連
①感染しやすさと感染時の症状の強さ
②新型コロナウイルス感染が陰性後の後遺症
③ワクチン接種による副反応の出やすさ
病気のリスクは見つけられる
遺伝学的検査はどのように行われるか

構成／小野博明（コーネル）
図版作成／ＭＯＴＨＥＲ

まえがき

昔から、「十人十色」とはよくいったものです。

10人いれば、その人それぞれ違った10の色、特色を放っているということから、「一人ひとりの姿かたちが違うように、考え方や好み、性質などもそれぞれ異なっている」という意味合いがあります。

「千差万別」「多種多様」「百人百様」「三者三様」といった似たような言葉がまだほかにもあって、日本語の表現の豊かさに感心させられたりもします。

そこでです。シンプルに「人それぞれである」といっても、次に挙げるような疑問を感じたことはありませんか。

・なぜ、生まれつき虚弱な人と頑強な人がいるのか

・なぜ、食べるとすぐに太る人といくら食べても太らない人がいるのか
・なぜ、酒に強い人と弱い人がいるのか
・なぜ、アレルギー反応が出やすい人と出ない人がいるのか
・なぜ、髪の毛が薄くなる人と薄くならない人がいるのか
・なぜ、寒さや暑さに強い人と弱い人がいるのか
・なぜ、体が硬い人と柔らかい人がいるのか
・なぜ、運動が得意な人と苦手な人がいるのか
・なぜ、記憶力のいい人とそうでない人がいるのか……

また、直近では、猛威をふるってきた新型コロナウイルス感染症への疑問があります。全国の累計感染者数は3350万人を超え（2023年4月現在）、日本人のおよそ4人に1人は感染したといわれます。そうした状況を見ると、「なぜ、何度も感染してしまう人がいるのだろうか」「なぜ、重症化する人もいれば軽症や無症状で済んでしまう人もいるのだろうか」「なぜ、ワクチン接種の副反応が重い人と軽い人がいるのだろうか」といっ

た疑問が湧いてきます。

こうした疑問は「枚挙にいとまなし」ですが、その答えを導き出してくれるヒントの1つが「体質」でしょう。さまざまな違いが起きる要因として考えられるのが、体質の違いということです。

「体質」の意味を国語辞典で引いてみると、次のように書かれています。

①からだの性質。からだのたち
②組織・団体などに深くしみこんでいる性質
（『広辞苑第七版』岩波書店、二〇一八年）


性質は、「特徴、特質、強い傾向」といった意味にもとれます。

体質という言葉はなにかにつけて日常的によく使われていて、アレルギー体質といえば、特定の物質に対して免疫機能が過剰に反応して、かぶれや痒《かゆ》み、腫れなどさまざまな症状を起こしやすい体の性質のことです。虚弱体質といえば、体力が乏しく疲れやすい、熱を出しやすいなど、病気というわけではないがひ弱な体の性質を指します。

体質は十人十色

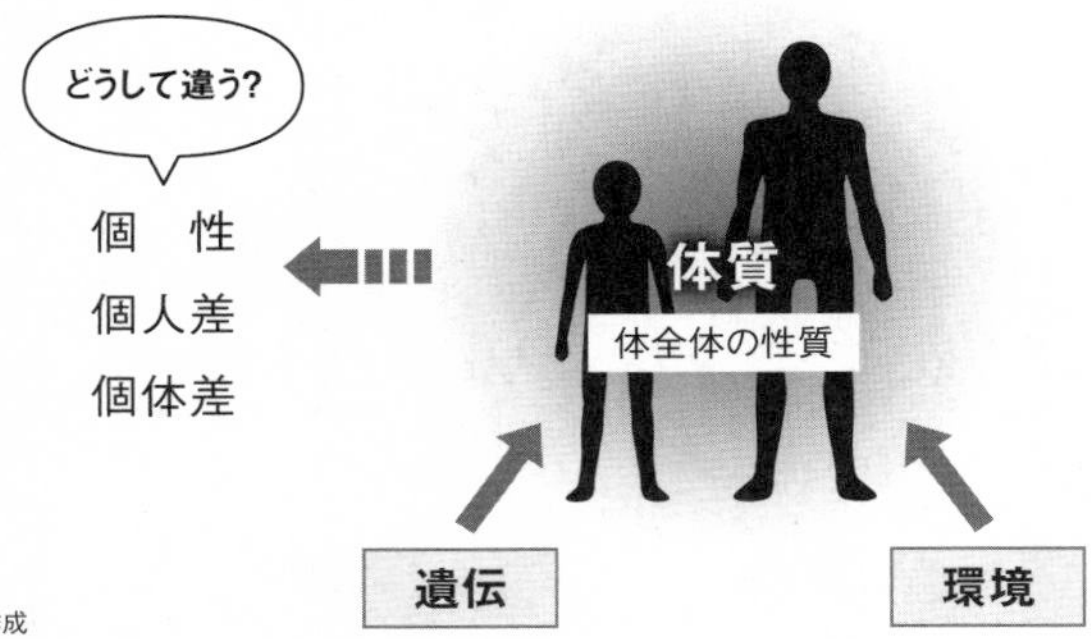

著者作成

体質は、生き物の体の性質をあらわすだけではありません。企業や組織などで不祥事が何度もくり返されると、「企業体質」「隠ぺい体質」といった言葉がメディアの見出しに使われて、長年にわたって企業内に根づいてしまった悪しき慣習が問われます。「たかり体質」「ごっつぁん体質」というのもよく聞かれ、生き物以外に対しては、残念ながらあまりいい意味では使われないことが多いようです。

「個性、個人差、個体差」といった言葉でいいあらわされるさまざまな違いが、その人の体質によって生じるものであるとしたら、その体質はいつどのようなしくみで決まるのかについて知りたくなりませんか?

体質は生まれつきのもの、遺伝によって決まるものだから、一生変わるはずはない。しょっちゅう体調をくずすのも、病気になりやすい体質のせいにして、「仕方がない」「もう治らない」とあきらめ気分になっている人も少なからずいるかもしれません。

しかし、近年は研究が進み、体質は遺伝だけでなく、さまざまな環境との相互作用によって決まるものであり、体質に関わる遺伝子も環境の影響を受けやすいことが分かってきました。「体質改善」という言葉があるように、体質は変わるし変えられるのです。

生まれてから死ぬまでの私たち一人ひとりの「生命のプログラム」は、遺伝によって生まれつき決まっている部分と、環境や生活習慣などによって変わる部分とが密接に関係しています。

自分が生まれつきどのような体質を持っているのかは、遺伝学的検査によって調べることができます。しかし、本書ではそのような検査を奨励する意図はありません。この検査は今も発展途上にあるからです。ただ、正しい目的で、個人情報が保護されたうえで、信頼できる方法で行われた検査によって、体質に潜む体調不良の兆候やかかりやすい病気のリスクが明らかになれば、病気を予防し、本来の健康を取り戻すことができ、生活の質の向上にもつながります。そうしてよりよい人生を支えてくれる可能性があります。

さあこれから一緒に、「体質」の正体とはいったいなにか、それがどのようにかたちづくられるものなのか、緻密で複雑なプロセスの謎を探る旅に出発することにしましょう。

第1章　そもそも体質とはなにか

「体質」という言葉が意味するもの

体質の正体を探る旅がいよいよスタートしました。

まずは、体質とはいったいなんであるかを整理します。

国語辞典には、体質の意味が「からだの性質。からだのたち」と書かれているとすでに触れましたが、医学的にはどういった意味で使われているのでしょうか。

医学辞典には、次のように書かれています。

「体質は形質、気質、素質を総合したもので、それぞれは個体の保有している形態的、精神的、機能的性質を示す。各人の体質はそれぞれ異なっており、これは遺伝子の構造と機能によって規定されているが、ときに環境の影響をうけて変化する」

（『南山堂医学大辞典 第20版』南山堂、２０１５年）

ちょっと言葉が分かりにくいかもしれないので、かみ砕いて整理するとこうなります。

体質の分類

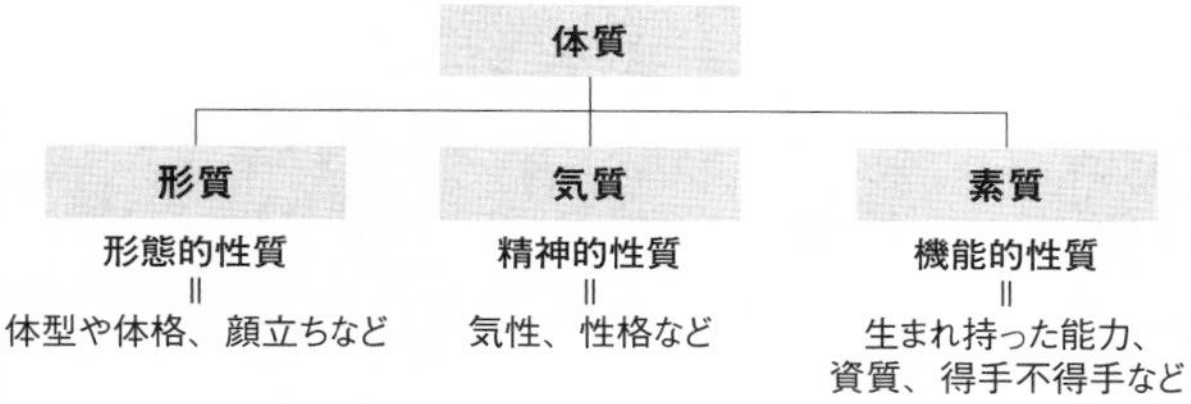

著者作成

「形質」とは、形態的性質、目に見える体のかたちや特徴のことで、体型や体格、顔立ちなどを指します。「気質」とは、精神的性質、気性や性格を指します。「素質」とは、機能的性質、生まれ持った能力や資質を指します。

体質は、これらを総合したその人らしさ、その人独自の特徴をいいあらわす言葉だといえます。その人らしさ、その人独自の特徴や傾向には個人差がありますから、体質もいわゆる個性の1つといえるわけです。

東洋医学と西洋医学では病気の考え方が違う

興味深いのは、ヨーロッパやアメリカを中心に発達した西洋医学（現代医学）と中国を中心に発達した東洋医学とでは、病気に対する基本的な考え方が違っていることです。

どこがどう違うのかを要約すると、次の4つになります

（桑木崇秀「現代医学と対比して観た東洋医学の特質とその治療方針」『東洋医学論稿集　第一篇　学術的論文篇』緑書房、２００１年）。

１　西洋医学は局所分析的、東洋医学は総合的
西洋医学では、病気を科学的に分析したうえで局所の変化に対する治療が重視されます。東洋医学では、病気を総合的に捉え、局所の変化は体全体の結果であるという考え方です。すなわち、病気は全身のアンバランスによって生じるものと捉え、全身のバランスを回復することを治療の基本とします。

２　西洋医学は人工的、東洋医学は自然重視
西洋医学では、病気の原因を突き止めると、そこに作用する成分を人工的に多量に合成し、薬として使います。即効性がありますが、その反面、副作用も出やすくなります。

東洋医学では、さまざまな栄養素を含んだ自然食の摂取が重視され、薬は生薬《しょうやく》と呼ばれる天然物が多く用いられます。含まれる成分が調和して作用するので、（即効性が期待で

きるものもありますが）副作用は出にくいのが特徴です。

3　西洋医学は外因を重視、東洋医学は内因を重視

西洋医学では、病気につながる外因（外部から与えられる病気の原因）に対して投薬や手術などの治療を行うのが主体です。

東洋医学は、発病するか否かは、その人の体の条件、すなわち内因（体の内部に存在する病気の原因）にあるという考え方です。全身のバランスを大切にして、体質を改善するという予防が重視されます。

4　西洋医学は局所治療、東洋医学は全身治療

西洋医学は、生命の危機につながるような急性や緊急の病気に有効です。臓器別、疾患別といったように病気を高度に細分化、専門化したうえで検査分析し、はっきり原因を突き止めて、科学的な根拠に基づいて効率よく治療するのが基本です。

東洋医学は、断定はできませんが、慢性の病気や長期間治療が必要な病気に特に向いて

います。病気の原因になる内因や症状を見定め、体全体のバランスを総合的に考えて可能な限り自然な治療法や薬を選ぶのが基本です。症状が出た時に対処するだけでなく、病気にならないようにする、症状が出ないようにする予防や先制の考え方です。

英語では、体質にあたる単語として「構造、構成、組織、組成」といったストレートな意味の「constitution」が使われていますが、こうして見ると、日本での体質についての考え方は、東洋医学と西洋医学を融合させながら、日本人の意識の中に深く根づいているように思われます。

日本の医療現場では、原因不明の疾患や症状の診断にあたって患者さんと医師がともに理解しやすい共通語として、体質という言葉は今でも生き続けています。

「本態性、特発性」といった言葉がつく病名は、原因不明の疾患を示すものですが、科学的に原因が特定できていない疾患を持つ患者さんはまだまだ数多くいます。そうした時に医師が、「原因は分かりませんが、おそらくこれは体質によるものでしょう」と告げるケースはよくあります。早めの治療や予防のためにも、体質という言葉を使って患者さんと医師がお互いに理解しあうのはとても重要です。

体質という言葉がつく病名は1つしかない

西洋医学においても、病気を引き起こす要因として体質が議論されていた時代が30〜40年ぐらい前まではありました。その当時の医学書を見ると、体質についての記述はわざわざ独立して章立てするほど数多くのページが割かれていました。

しかしながら、生命科学の発展に伴って病気を引き起こす要因の分子レベルでの解明が進むにつれて、西洋医学では体質という言葉は使われなくなってきました。

最近の医学書には体質についての記述はほとんど見当たらず、医学辞典に載っている体質という言葉がつく病名は、「体質性黄疸《おうだん》（体質性高ビリルビン血症）」1つだけです（前掲『南山堂医学大辞典 第20版』）。

ビリルビンは古くなった赤血球が破壊される時に生成される黄色い色素で、この色素の分解に先天的な障害があることによって黄疸になるので体質性という名前がつけられました。ほかに「体質性思春期遅発症」「体質性やせ」という病名も前掲の辞典には掲載されていますが、診断書に書かれる病名としては、それぞれ「思春期遅発症」「るいそう」のほうが一般的です。

とはいっても、体質が私たち一人ひとりの体を特徴づけるものであり、病気の発症にも大きく関わっている「病的素因」であることに違いはありません。病的素因とは、体内にあって病気にかかりやすい原因となる数多くの因子を指します（144ページ）。

体質は人種によっても異なる

日本で生まれ育った私たちでも、一人ひとりの体質が違っているのはいうまでもありませんが、全体として日本人固有の体質といえるものはあるのでしょうか。欧米人などの体質と比較してどこがどう違うのでしょうか。

霊長目ヒト（類人猿）上科のヒト科に属する「人類（学名ホモ・サピエンス）」を生物学的、遺伝学的に区分したものが「人種（race）」です。異説もありますが、モンゴロイド（黄色人種群）、コーカソイド（白色人種群）、ネグロイド（黒色人種群）の3区分に加えて、オーストラリア先住民のオーストラロイド（黒褐色人種群）に大別するのが一般的です。

遺伝すると考えられる肌や目の色、頭や鼻のかたち、髪の質、身長や骨格といった特徴は、それぞれ人種によって違います。こうした目に見える体質（形質）の違いは、人種ごとの体質の違いといえます。これを「人種差、人種的差異」といいます。

日本人はモンゴロイドに属しますから、モンゴロイド固有の体質を持っています。その1つとしてあるのが、「蒙古斑《もうこはん》」です。赤ちゃんのお尻の皮膚に見られる灰色がかった青色または紫色の斑紋（まだらの模様）です。これ自体に特別な機能はなく成人になると自然に消えてしまうので「小児斑」ともいわれます。明治初期に日本政府が招いたドイツ人のエルヴィン・フォン・ベルツ（Ervin von Bälz　1849～1913年）医師が、これはモンゴロイドに多く見られる特徴であるから、と蒙古斑と名づけました。

皮膚には、紫外線などの刺激を受けてメラニン色素を産生するメラノサイトという細胞があります。健康な皮膚であれば、メラニンが産生されても蓄積されず、シミとなって表皮に出てくることはありません。

しかし、蒙古斑のメラノサイトは真皮と呼ばれる深いところにあり、紫色領域の波長を持つ光が反射されると、灰色がかった青色または紫色のまだらの模様として見えてくるというわけです。ほかの人種と比べて、モンゴロイドには真皮にあるメラノサイトの数が多いため、蒙古斑は日本人をはじめモンゴロイドの小児の90％以上に認められます。一方、コーカソイドの小児には、かなり少ないようです。

蒙古斑だけではありません。体臭や耳垢《じこう》（耳あか）にも、人種によって違いがあります。人類学者、解剖学者で京都帝国大学医科大学教授を務めた足立文太郎《あだちぶんたろう》博士（1865～1945年）は、日本人と欧米人との人種差についての研究で画期的な業績を上げ、特に腋臭《えきしゅう》（わきが）や耳垢と遺伝との関係を明らかにしました。

ヒトの汗腺には、全身にエクリン腺と、脇の下や乳輪、外陰部、肛門の周辺、外耳道など特定の部分だけにアポクリン腺があって、汗を分泌しています。このうち、アポクリン腺からは汗に混じって細胞の一部がはがれ落ちてタンパク質や脂質の破片が分泌され、これが表皮の細菌によって分解されて体臭の原因になります。アポクリン腺の働きが活発なほど体臭は強くなり、コーカソイドやネグロイドの体臭は強くモンゴロイドは弱いのが特徴です。

アポクリン腺は外耳道にもあり、耳垢が湿型（ウェット）か乾型（ドライ）かにも関係しています。アポクリン腺の働きが活発なほど湿型になります。

コーカソイド、ネグロイド、オーストラロイドのほぼ100%が湿型なのに対して、日本人をはじめモンゴロイドは乾型が70〜80%、湿型は20〜30%と混在しています。ヒトの耳垢は、湿型が乾型に対して顕性（よりあらわれやすい）で、日本人ももともとは湿型であったのではないかと思われます。

また、ヒトの耳垢は、ABCC11遺伝子の1つの塩基配列の違いによって決まります。ABCC11は、細胞内から細胞外に物質移動を行う膜輸送タンパク質です（吉浦孝一郎、新川詔夫他、JST戦略的創造研究推進事業チーム型研究「A SNP in the *ABCC11* gene is the determinant of human earwax type［ABCC11遺伝子内の1個の塩基変化が耳垢型を決定する］」『科学技術振興機構報』第248号、2006年）。

ほかにも、メラニン色素の量が多いか少ないかによって決まる皮膚や毛髪、目の虹彩《こうさい》（眼球の角膜と水晶体の間にある輪状の薄い膜）の色、直毛・波状毛・縮毛といった頭髪の毛質、頭のかたち、鼻や瞼《まぶた》のかたち、唇の厚さといった顔面の特徴、身長、四肢の比率、臀《でん》部《ぶ》や乳房のかたちや大きさなど、目につきやすい体質（形質）についても人種的差異ははっきりしています。

オリンピックなどの国際競技会においても、体格や身体能力、得意な種目（短距離走かマラソンか、など）に人種差があらわれやすいことを実感できるのではないでしょうか。

第2章　体質は遺伝か環境か

年齢、性、国・地域、人種によって異なり、またこれらが同じでも人それぞれに異なっている体質ですが、それはいつ、どのように決まるのでしょうか。それを知ることで、体質の正体に少しずつ近づいていきましょう。

おそらく多くの人が、「体質は遺伝で決まる」と思っているのではないでしょうか。遺伝に関連する言葉として、「先天的」「生まれつき」「生まれ持ったもの」あるいは「家系」「家筋」「血筋」「血脈」「血統」「系統」「親の血を継ぐ（引く）」「親のＤＮＡが入っている」などが思い浮かびます。これだけたくさんの言葉がある背景には、体質は遺伝によって決まるものだから一生変わらないという思いがあるのではないでしょうか。

ここで、結論を先にいってしまいましょう。

「体質は遺伝」という言い方は、一部正解です。「一部」といったのは、遺伝がすべてではないからです。

親から子に受け継がれて体質としてあらわれるのは、遺伝によるものだけではなく、環境の影響も大きく作用しています。環境が作用しているのであれば、環境次第で体質も変わるもの、変えられるものなのです。

『上方いろはかるた』に「氏《うじ》より育ち」ということわざがあります。「氏」は血筋や家の格式、「育ち」は境遇を指し、「人格の形成には家柄だけでなく教育が大事である」という意味です。このことわざは、体質の形成にもあてはまるでしょう。

「遺伝的素因」と「環境的要因」

本書では、体質を決める遺伝的なものを「遺伝的素因」、環境的なものを「環境的要因」と呼ぶことにします。

遺伝的素因は「生まれつき備わっている性質や傾向」、環境的要因は「生まれた後で身についた性質や傾向」という意味です。遺伝的素因は「先天性、先天的なもの」、環境的要因は「後天性、後天的なもの」といい換えると分かりやすいかもしれません。

体質がいつどのように決まるのか、遺伝的素因や環境的要因がどのように影響を与えているのか、そのしくみはとても複雑なのですが、これから解き明かしていきます。

遺伝とはDNAを受け継ぐこと

遺伝とは、「細胞のDNAを次の世代に受け継ぐ生物学的な過程」を指します。

遺伝によって体質が決まるしくみを説明するにあたって、どうしても使わなくてはいけないキーワードがくり返し出てきます。その意味を理解していないとそこでつまずいてしまって、その先に進めなくなってしまうかもしれません。

どれも生物の授業で学んだりテレビのサイエンス番組などで見る機会があったはずですが、ここでその意味をおさらいしておきましょう。

【DNA】

「デオキシリボ核酸（deoxyribonucleic acid）」という物質の略語。らせん状の二重構造（2本鎖）になっていて、G（グアニン）、A（アデニン）、T（チミン）、C（シトシン）という4種の「塩基」が鎖のようにつながっている（「塩基配列」という）。2本鎖のDNAでは、GとC、AとTがペアになるという決まりがある（「塩基対」という）。1つの細胞に父由来

DNA、遺伝子、染色体、ゲノム

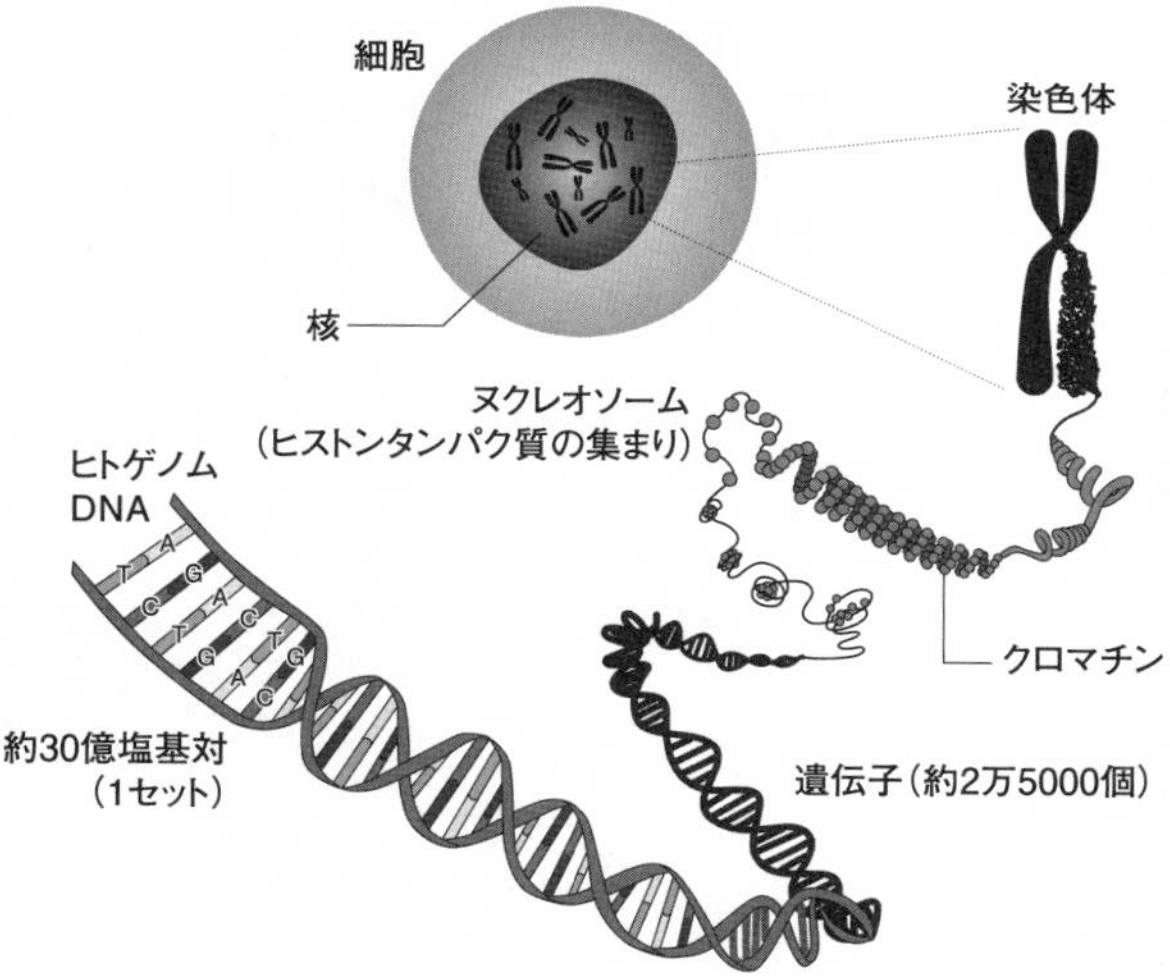

細胞
染色体
核
ヌクレオソーム
（ヒストンタンパク質の集まり）
ヒトゲノム
DNA
T A G A C T G T G G C A C
クロマチン
約30億塩基対
（1セット）
遺伝子（約2万5000個）

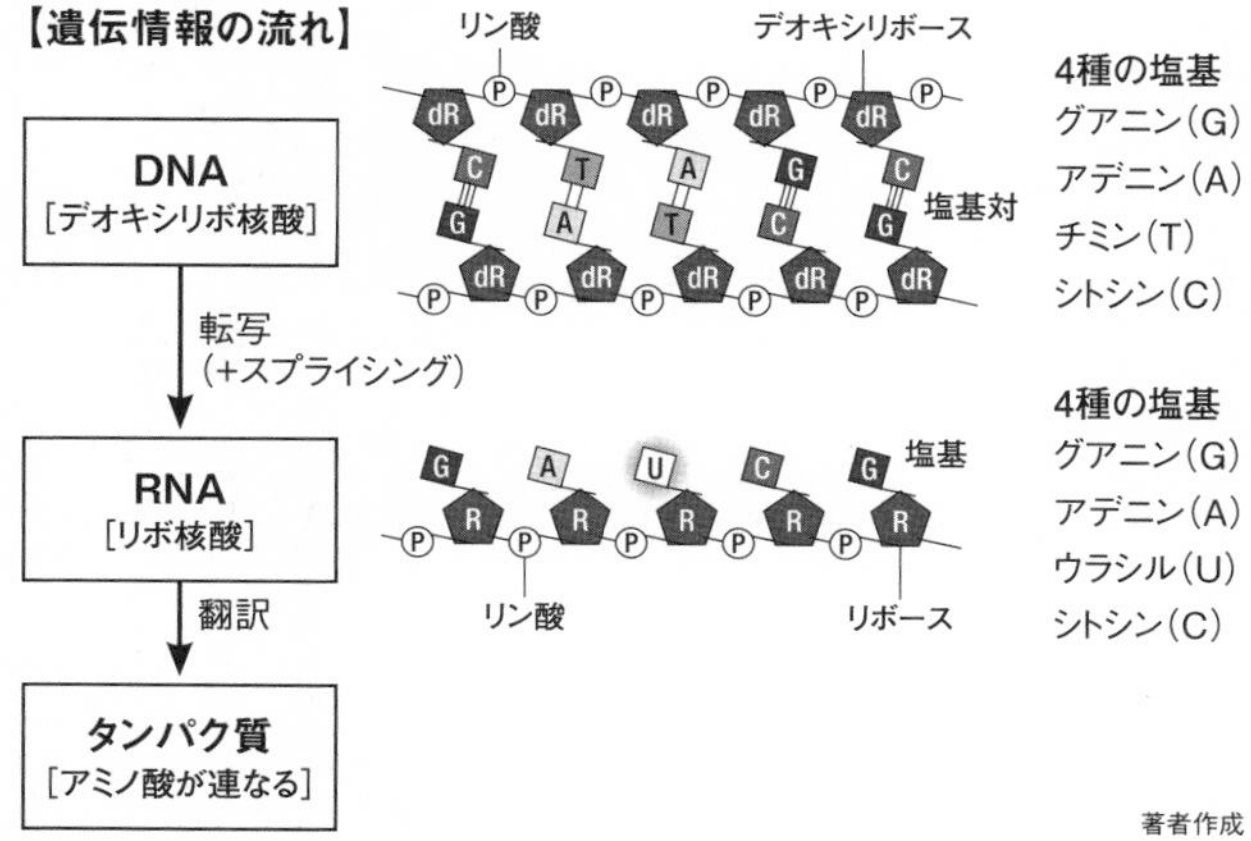

【遺伝情報の流れ】
DNA
［デオキシリボ核酸］
転写
（+スプライシング）
RNA
［リボ核酸］
翻訳
タンパク質
［アミノ酸が連なる］
リン酸
デオキシリボース
P dR C G T A A T G C C G
塩基対
4種の塩基
グアニン（G）
アデニン（A）
チミン（T）
シトシン（C）
G A U C G
塩基
R
リン酸
リボース
4種の塩基
グアニン（G）
アデニン（A）
ウラシル（U）
シトシン（C）

著者作成

と母由来の2セットがある。その数は、1セット約30億の塩基対があり、その全長は約2mにもなる。細胞分裂に際し2本鎖がほどけて片方の鎖がコピーされる時も、GとC（CとG）、AとT（TとA）は必ずペアになるので、ほどける前の二重鎖と同じDNAがもう1つコピーされる。それが新しくできた細胞に収まることによって、DNAの持つ遺伝情報が正確に写し取られる。

【遺伝子】

DNAの塩基配列のうち遺伝情報を持っている特定の領域のことで、親から受け継がれる生物学的な特性を特徴づける重要な因子。1セット約30億塩基対のDNAには約2万5000個の遺伝子（正確にいえば、タンパク質をつくる遺伝子の数）がある。この遺伝子からは「RNA（ribonucleic acid）」と呼ばれる「リボ核酸」がつくられる。これを「転写」という。この転写と同時に加工されて「mRNA（メッセンジャーRNA：messenger RNA）」と呼ばれる「伝令リボ核酸」がつくられる。これを「スプライシング」という。さらにmRNAを基にしてアミノ酸を材料としてタンパク質がつくられる。これを「翻訳」という。

翻訳の過程では、mRNAから情報を受け取ってアミノ酸を並べる働きをする「tRNA（トランスファーRNA：transfer RNA）」というリボ核酸が働いている。

こうした遺伝子の配列情報によって、転写→翻訳という流れで最終的にタンパク質がつくられて、細胞の形成と働きにつながる。

【染色体】

細胞の分裂中に見られる、凝縮したDNAからなる小体。1番から22番の常染色体22本と、XまたはYの性染色体1本の計23本が1セットになり、そこにDNAが約30億塩基対入っている。それを父親と母親からそれぞれ受け継ぐので計46本の染色体に分かれて約60億塩基対（約30億塩基対が2セット）のDNAがグルグルと複雑に折りたたまれて収まっている。性染色体はヒトの男女の決定に関与するもので、X染色体が2個（XX）なら女、X染色体とY染色体が1個ずつ（XY）なら男になる。

【ゲノム】

遺伝子の構造と働き

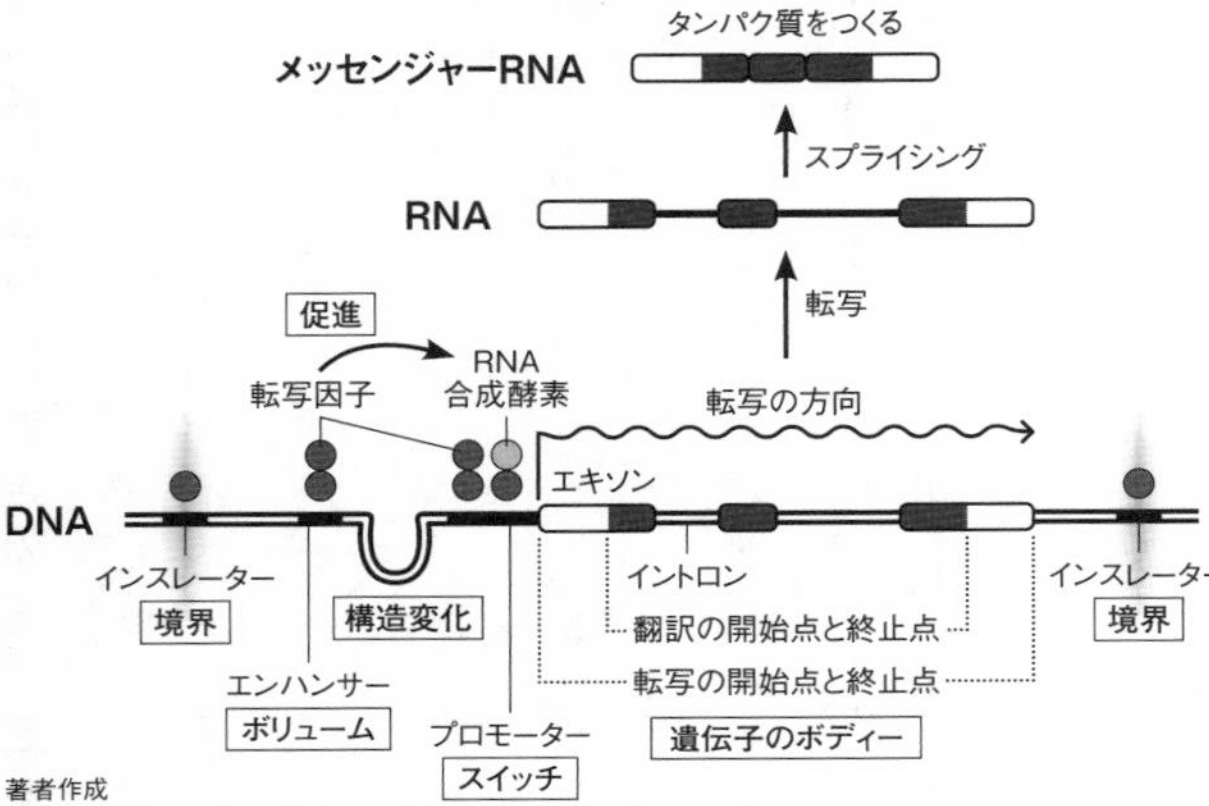

著者作成

生物をその生物ならしめる、体の設計図となるDNA。遺伝子や遺伝子以外の塩基配列すべてを含む。その生物の部品であるタンパク質やRNAをつくるのに必要なすべての遺伝情報が書きこまれている。2003年には国際的な取り組みである「ヒトゲノムプロジェクト」によってヒトのすべてのゲノムが解読され、完成版が公表された。

遺伝子の中をのぞいてみる

ここでちょっと寄り道します。体質の正体を探る旅はまだ始まったばかり、そう急ぐ必要もないでしょう。

遺伝子はゲノムDNAのところどころに約

2万5000個並んでいて、親から受け継がれる生物学的な特性を特徴づけるものですが、その構造はどうなっているのか、その中でどんな役者たちがどんな動きをしているかをのぞいてみることにしましょう。細胞内での機能的な動きは、知れば知るほど人体の神秘そのものです。

右図をよく見てください。これが遺伝子の構造と働き、そしてRNAのつくられ方です。DNAからRNAに転写される部分で、転写開始点から転写終止点までが「遺伝子のボディー(本体)」で、通常はここだけを指して「遺伝子」という場合があります。遺伝子のボディーには、mRNAをつくるのに使われる「エキソン」という部分と、使われない「イントロン」という部分の配列があります。翻訳開始点から翻訳終止点までの黒ぬり部分がタンパク質をつくるのに使われます。

この遺伝子のボディーのすぐ近くには、「プロモーター」「エンハンサー」「インスレーター」という部分の配列があります。

プロモーターには、RNA合成酵素(RNAをつくる酵素)と転写因子(特定の塩基配列に結合するタンパク質)が集まっていて、DNAからRNAへの転写をスタートさせるスイッチの役割があります。遺伝子が働くか働かないかは、このプロモーターが決めます。

転写因子はエンハンサーとも結合して、転写の量を上げるボリュームの役割があります。他方、転写の量を下げるサイレンサーという配列もあります。

インスレーターは、隣りあった遺伝子と遺伝子がそれぞれ独立して働くための境界をつくる役割があります。このため、ある遺伝子だけが細胞の種類や刺激に応じて働くことができるわけです。

こうして見ると、遺伝子のボディーはタンパク質をつくる配列、プロモーター・エンハンサー・インスレーターは遺伝子の転写を調節する配列といえます。タンパク質をつくる配列に変化が起きると間違ったタンパク質がつくられ、遺伝子の転写を調節する配列に変化が起きると遺伝子の働き方が変わってしまい、体質をつくるのに大きな影響を与えることにつながります。

遺伝子の構造を知っておくと、これからの旅の道標にもなるはずです。

ゲノムのわずか0・1%が体質の違いを生む

すべての遺伝情報が書きこまれた体の設計図であるゲノムをもとに、体質の基礎が決まります。

DNAの塩基配列は、1つの生物種では基本的には同じです。ヒトの場合、同じである割合は約99・9％で、違う割合は残りわずか0・1％程度です。この数字は、1000個の塩基配列のうち999個は同じで、違うのはわずか1個にすぎないことを示しています。

実際に、この0・1％の塩基配列の違いは、遺伝子内のイントロンと広大な遺伝子間の領域にあるのがほとんどですが、遺伝子のボディー、プロモーター・エンハンサー・インスレーターにあると、遺伝子の働きが変わって、体質の違いを生み出しやすいことが分かってきました。DNAの塩基配列がほんのわずかしか違わないのに、これほどはっきりと個人や人種による体質の違いが生じているのは、これもまた人体の神秘というか驚異といわざるをえません。

「個体発生」と「系統発生」

個人差や人種差は、ヒトの誕生の過程で生まれます。これを「発生」といいます。発生には、「個体発生」と「系統発生」と呼ばれる2つの場面が知られています。

生物の個体発生とは、卵子と精子が合体した受精卵（一部の生物では卵が受精しないで単独で発生する単為生殖もある）から生殖が可能な成体に成長するまでの過程を指します。

系統発生とは、地球上に初めて誕生した単純な生物から進化して多種多様な生物が生まれ、それが家系のように生物種として確立・維持される過程を指します。

ヒトの個体発生は、母親の胎内で受精卵が子宮壁に着床するところからスタートします（受精後の1～2週）。続く3～8週の「臨界期」はとても重要で、この時期に細胞の増殖や分化によって、体全体とそれぞれの器官や組織のもとがつくられていきます。このような器官形成は、ゲノムに書きこまれた発生プログラム（遺伝的素因）に基づいて行われますが、一方で、生まれる前のこの段階ですでに、環境的要因が胎児に影響を与えていることが知られています。

体づくりに欠かせないプラスのものも数多くありますが、気をつけなければいけないのは、この時期のマイナスの環境的要因です。

ヒトの場合、特に妊娠中の母親の喫煙や飲酒、ウイルス感染、服薬、レントゲン撮影、偏った食事などが胎児に重大な影響を与えて、病気になりやすい体質やなんらかの障害を持って生まれてくる可能性が分かっています。

その可能性に基づいて、たばこのパッケージの表面には、「妊娠中の喫煙は、胎児の発育不全のほか、早産や出生体重の減少、乳幼児突然死症候群の危険性を高めます」等の警告表示が義務づけられています。お酒についても、「妊娠中や授乳期の飲酒は、胎児・乳児の発育に悪影響を与えるおそれがあります」といった表示をするように、酒類の製造や販売に携わる事業者の自主基準で決められています。妊娠中のアルコール摂取が原因で、胎児性アルコール症候群が発症しやすくなるからです。缶ビール1本ぐらいだったら大丈夫といった問題ではなく、アルコールを含んでいなくても、いつも同じ飲料を飲み続ければなんらかの影響が出てしまう可能性はあります。

一方、系統発生とは、海の中で誕生した原始生物がやがて遺伝情報としてのDNAを持つようになり、原核生物から真核生物へと進化し、長い期間をかけて遺伝的素因と環境的要因が作用しあって多くの生物種が生まれてきたというものです。原核生物とは、原核と呼ばれる原始的な細胞核を持つ単細胞生物、真核生物とは、原核生物を除いた細胞内に細胞核がありその核質内に染色体があるすべての生物を指します。系統発生は、無数の個体発生のくり返しによって起こってきたといえます。

これら個体発生と系統発生を考えると、親から受け継いだ遺伝的素因と身のまわりの環境的要因が密接に作用しあって、この世に生まれる前から体質の違いは決定づけられているのではないかと推測できます。

現在、生物の設計図である全ゲノムを解読（解析）する技術が進み、前述したように2003年にヒト、2005年にはチンパンジーの全ゲノムが解読されました。

それによると、同じヒト科のヒトとチンパンジーのゲノムは約98・77％が同じで、違いは約1・23％です。ゲノムの違いはごくわずかであるにもかかわらず、生物種の進化の道筋を、樹木の枝分かれにたとえてあらわした系統樹を見ると、約600万年前にヒトとチンパンジーの種差が生じたということは、おそらく想像を絶するような環境的要因との相互作用があったのではないかと思われます。

これまでは、化学物質や紫外線、放射線といった環境的要因が遺伝的素因に直接働きかけてゲノムを書き換えているのではないかという考え方が有力でした。

遺伝と環境の影響の割合

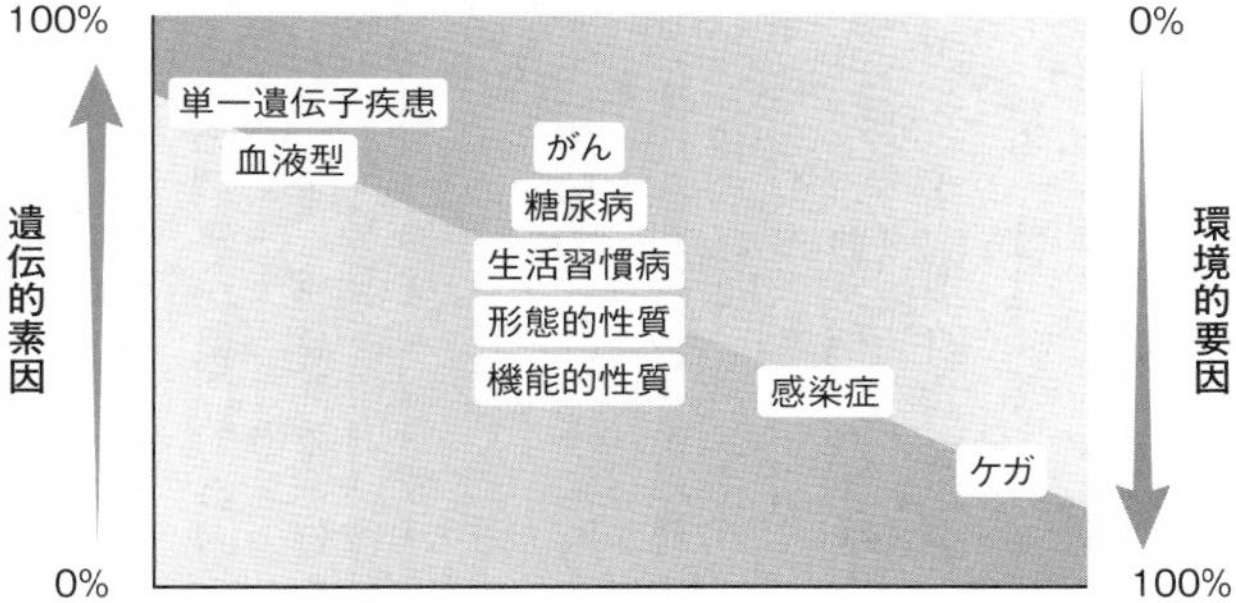

樋口満『女は筋肉 男は脂肪』（集英社新書）をもとに作成

しかしながら最近の研究では、生活習慣（食事や運動）などの環境的要因が、ゲノムを書き換えることなく遺伝子の働きを変えてしまうという、これまでに知られていなかったことが起きていることが明らかになってきました。ここが大きなポイントです。

ＤＮＡの塩基配列を変えずに遺伝子の働きを変えるには、どの遺伝子のスイッチをオンにするかオフにするかの印をつけるしくみが必要になります。そのしくみについては、第３章と第４章で詳述します。

遺伝の割合を示す「遺伝率」

身長や体重など、体の外にあらわれて量で測れる特定の形質に、遺伝的素因がどのくらいの割合で関わっているのかを示す尺度を「遺伝率（heritability）」

といいます。

遺伝率は、0から1の間の数字であらわされます。例えば、遺伝率が0・8といった場合は、その形質が遺伝的素因によって生じたものであると説明できる割合が80%であるという意味です。遺伝率が高ければ、その形質は先天的、生まれつきのものであって、なかなか変わりにくいことをあらわしています。

前ページの図を見てください。縦軸の左は遺伝的素因で上に向かうほどその影響が強まり、右は環境的要因で下に向かうほどその影響が強まります。

この中で、単一遺伝子疾患や血液型は明らかに遺伝的素因の影響が大きく遺伝率が高いので、図内では左上に位置します。単一遺伝子疾患は、1つの遺伝子の変異で引き起こされるもので、血友病、ハンチントン病、家族性高コレステロール血症、フェニルケトン尿症、筋ジストロフィー（デュシェンヌ型）などが知られています。血液型がどのようにして分類されるかは、60ページで詳述します。

一方、骨折などのケガは明らかに転倒などの事故という環境的要因によって起こり、遺伝率は低いので、図内では右下に位置します。ただし、高齢者の骨折の多くは骨《こつ》粗鬆症《そしょうしょう》という素因が関係している可能性もありうるので、その場合は図内の位置がもう少し上のほうになります。

図の中央あたり、遺伝的素因と環境的要因の両方がともに影響を与えるのが、生活習慣病、がん、感染症などの疾患であり、身長や体重、骨格などの形質（形態的性質。体格、体型など）、足が速いなどという素質（機能的性質。運動能力など）です。

体型や体格がよく似た親子が並んでいる姿を見かけることがありますが、これにも遺伝子が関与しています。父親と母親の遺伝子の特徴は、同じ部位でほぼ均等にあらわれる場合と、どちらかの遺伝子がより強い影響力を持つ場合とがあります。

双子のイギリス人女性アスリート２２４４組（４４８８人、20～83歳）を対象に遺伝率を算出したところ、約66％という結果が出ました。これは運動能力を規定する要因の66％が遺伝的素因によるものであることを示しています（村上晴香、膳法浩史、宮本（三上）恵里、菊池直樹、福典之「運動能力・運動行動の遺伝率」、『体力科学』第65巻第3号、２７７～２８６ページ）。

環境的要因にはどんなものがあるか

では、体質の決定に影響がある環境的要因にはどういったものがあるのでしょうか。

私たちの体は、常にまわりの環境から、さまざまな恩恵だけでなく、刺激や攻撃も受けています。あるものはありがたく受け入れ、あるものには反発したり抵抗したりして、できるだけ安定した正常な状態（恒常性＝ホメオスタシス）を保とうと、体はあらゆるメカニズムを駆使しています。

まわりの環境（環境的要因）といっても、ジャンルでいえば社会的、経済的、地理的、さらには気象的な自然条件なども含めた幅広い外的要因や、食生活（栄養）、運動、睡眠、喫煙、飲酒といった生活習慣要因などを含めて幅広い要因が考えられます。

ですから、「環境的要因にはどのようなものがあるか」と聞かれると、「体になにかしらの影響を与える、遺伝以外のすべての要因」と答えることになるのでしょう。

小児科医で人類遺伝学、生命倫理学の研究者だった木田盈四郎《みつしろう》氏（1930〜2016年。帝京大学短期大学名誉教授、元帝京大学医学部小児科教授）は、その著書において、体質の決定

ヒトの類似性に寄与する3つの伝達

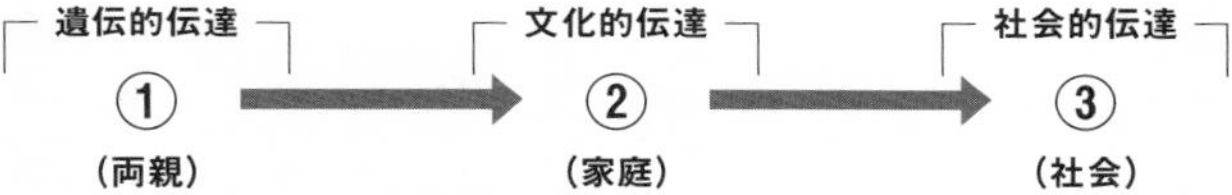

ヒトには3つの伝達があり、その時間的な順序が大切

『先天異常の医学』をもとに作成

によるヒトの類似性には「遺伝的伝達」「文化的伝達」「社会的伝達」の3つの伝達が大きく寄与していると指摘しています（『先天異常の医学』13〜14ページ）。

親子や兄弟姉妹が似ているのは、親から子への遺伝子の伝達によるものであることは疑う余地はありません。これが「遺伝的伝達」です。

木田氏は、単純な遺伝子の伝達だけでなく、父親の遺伝子と母親の遺伝子という2つの異なった遺伝子群が結合し、それによって子という新たな遺伝子群が発生するという、より幅広い視点が必要であると指摘します。

特にヒトの子どもは、乳児期、幼児期、学童期、思春期と呼ばれる時期に、親や家庭からさまざまなことを伝えられながら成長していきます。幼児期後半以降からの「学習」とは異なり、生まれたばかりの乳児期から幼児期前半にかけては、「刷りこみ（インプリンティング）」と呼ばれる、親から子への行動様式などの伝達が行われています。

刷りこみというのは、家族という集団で生活する中で、親のしぐさやクセをお手本にして無意識のうちに身につけた行動や性質がその子の基盤となって、その後もなかなか変わらないまま長く続いていく現象をいいます。木田氏はこれを「文化的伝達」としました。まさに「三つ子の魂百まで」ということわざ通りです。どんな教育を受け、どんな経験を積んでも、幼い頃の性質や習癖はいくつになっても変わらないという意味なのでしょう。

もう1つ「社会的伝達」というのは、主に学童期から思春期にかけて、学校や社会における伝達で、「学習」によって身につくものです。ファッション、音楽、映画、スポーツなどのトレンドも、これに含まれます。

しかも重要なのは、3つの伝達は、「遺伝的・文化的・社会的」の順番通りに行われなければならず、少しでも入れかわってしまうと体や精神の発達に障害が生じるおそれがあるという点です。

生命科学者はどうしても、ゲノム情報という純生物学的な遺伝的伝達だけで考えてしまいがちですが、子どもを取り巻く親、家族、社会といった文化的・社会的伝達という観点の重要性という氏の指摘は、とても示唆に富んでいます。この2つの伝達はより幅広い意味で環境的要因といえるものであり、体質を決めるのに果たす役割は大きいことが分かります。

塩基配列が変わらずに遺伝子の働きが変化する──「エピジェネティクス」

生物学の一分野に、「発生学」という学問があります。さまざまな生物はどのように個体発生と系統発生（39ページ）するのかを研究するもので、発生生物学、実験発生学、発生遺伝学、比較発生学、発生医学などが含まれています。細胞や機能の分化、形態の形成といった生物の発生過程で、遺伝子情報がどのようにあらわれるかという分子生物学的な立場での研究も盛んに行われています。医学では、発生学は「胎生学」といわれることがあります。しかし、ヒトの赤ん坊はしばらく一人で食べることも歩くこともできない、未熟な状態で生まれるため、新生児~乳児という1歳ごろまでは発生の過程にあると考えることができます。

この発生学での個体発生説には、古典的に「前成説」と「後成説」がありました。

前成説は、大人と同じ体つき、同じ諸器官を持った超微小のヒトのひな型（原型）のようなものが存在しているという説です。それが精子あるいは卵子の中に折りたたまれて入っていて、精子と卵子が受精して受精卵が子宮壁に着床したのをきっかけに成長を始めて、やがて誕生するというものです。

もう一方の後成説は、前成説でいわれるような超微小なヒトのひな型のようなものはもともと存在せず、精子と卵子の受精に始まって1つの受精卵から体はつくり上げられていって誕生するという考え方です。

発生学での個体発生の研究は進歩し、後成説に有利な実験や観察の結果が数多く得られるようになり、前成説は19世紀の前半には廃れていったようです。ヒトのひな型があるなんて、今だからこそなんとも荒唐無稽とも思える前成説ですが、当時は真剣に、想像力たくましく、まことしやかにこの説を唱えていた先人たちがいたのです。その姿が思い浮かびます。

では、なぜ、たった1つの受精卵からさまざまな細胞が生まれてヒトの体や諸器官がつくられていくのでしょうか。

この謎を説明するために、１９４２年にイギリス・エジンバラ大学の生物学者コンラッド・ワディントン（Conrad Hal Waddington　１９０５〜１９７５年）が提唱したのが「エピジェネティクス（epigenetics）」です。

後成説をあらわす「エピジェネシス（epigenesis）」と、遺伝学の「ジェネティクス（genetics）」との合成語で、直訳すると「後成的遺伝学」となります。しかし、この直訳ではあまりピンとこないし、ほかに適切な訳語が見つからなかったために、カタカナのまま表記されています。

先にも触れたように、ＤＮＡの４つの塩基（グアニン〔Ｇ〕、アデニン〔Ａ〕、チミン〔Ｔ〕、シトシン〔Ｃ〕）の配列に従って遺伝子の働きが決まり、遺伝情報が親から子へ伝わるのが遺伝といわれるものです。そして、転写されたＲＮＡで３つの連続した塩基配列によって１つのアミノ酸が決定され、そのアミノ酸の鎖がタンパク質となって細胞がつくられていきます。

この30年くらいの間に、エピジェネティクスの分子レベルのしくみ、つまり遺伝子が働くしくみが詳しく分かってきました。

エピジェネティック・ランドスケープ

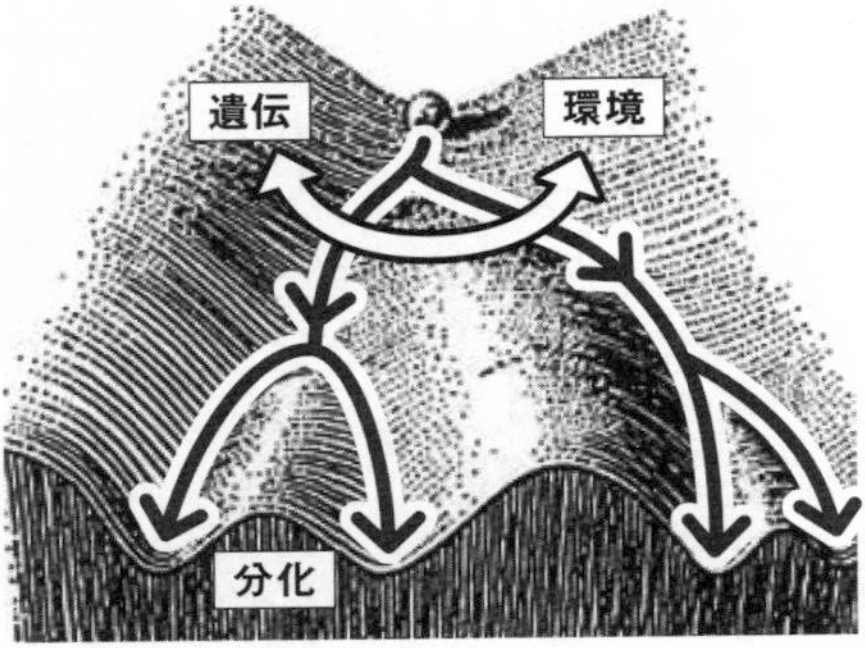

『環境とエピゲノム』をもとに作成

ＤＮＡの塩基配列は変化しないのに、環境的要因の影響で「修飾」と呼ばれる化学的な変化によって遺伝子の働きを強めたり弱めたり制御していることが分かったのです。ＤＮＡの塩基配列に変化があるかないかという点が、従来の遺伝学なのかエピジェネティクスなのかの分かれ目といえます。エピジェネティクスでは、修飾されたゲノムを「エピゲノム（epigenome）」と呼んでいます。ＤＮＡの塩基配列は変化しないのに、「修飾」によって遺伝子の働きが変化してしまうことを「エピジェネティクス変異」ともいいます。必ずしも病気などを引き起こすわけではないので、最近では「変異」ではなく「バリアント」という言葉が使われます。

つまり、エピジェネティクスは、さまざまな生命現象で細胞を運命づけるのは遺伝がすべてではなく、環境との相互作用によって決まるという考え方に立脚し、環境の作用に着目したことで注目されるようになりました。

私はよく次のように表現しています。「ゲノムは生物種の保存と進化の役割を、エピゲノムは個体発生と環境適応の役割を担っている」と――。

こうした考え方を説明するために、ワディントンがイメージとして考案したのが、「エピジェネティック・ランドスケープ」です（右ページの図）。奥の一番高いところにあるボールで示された未分化な細胞が、さまざまな遺伝や環境の影響を受けながら地形を転がり落ちていくうちに変化し、最終的に一番低いところで神経細胞や血液細胞といった分化した細胞になることをあらわしています。

さらにこの図は、一番低いところにある窪地で分化した細胞は隣の窪地には移れない、分化した細胞は再び高いところにある未分化な細胞には戻れないことも示しています。

エピジェネティクスの考え方を「なるほど」と思わせる1つの例が、一卵性双生児を対象にした研究です。一卵性双生児は、発生学的には1つの受精卵から生まれるのでゲノムは同じですから、顔立ちもそっくりで、はた目にはなかなか区別がつかないはずです。

ところが、成長していくにつれて外見的に微妙な違いが生まれ、性格も、かかる病気もまったく同じではないケースが多くあらわれてきます。

なぜかといえば、同じ遺伝子を持っていても、取り巻くさまざまな環境的要因によってエピゲノムの変化が生じるからです。

エピゲノムの変化によって病気になりやすい状態になってしまったとしても、その遺伝子の働き方が変化しない限りは病気になりません。また、病気を誘発する遺伝子のスイッチがオンになったとしても、その遺伝子に影響を与える環境的要因が変われば、オンがオフに戻って、病気を予防したり治療したりできることになります。

体質にはどのような遺伝的素因や環境的要因が関連しているかを、巻末に付録として一覧表にまとめてみました（202〜203ページ）。ご参照ください。

第3章　体質はいつ、どういうしくみで決まるのか

体質を決める5つのしくみ

私たちの体質は十人十色、一人ひとりの個性を特徴づけるものです。

体質の正体を探る旅をここまで続けてきて、体質は遺伝だけでなく、さまざまな環境との相互作用によって決まるものであることを理解していただけたでしょうか。

ここからは、体質の正体を探る旅もクライマックスです。直径6㎛（マイクロメートル）〜25㎛（0・006㎜〜0・025㎜）と、とてつもなく小さい細胞の中で、体質を決める複雑なしくみはどのように働いているのか、その神秘と謎に迫ります。

現代の生命科学では、体質を決める

「一塩基多型（SNP）」

「ポリジーン遺伝」

「エピゲノム」

「非コードRNA」

「複合的で未知なしくみの可能性」

体質を決める5つのしくみ（遺伝子の働き）

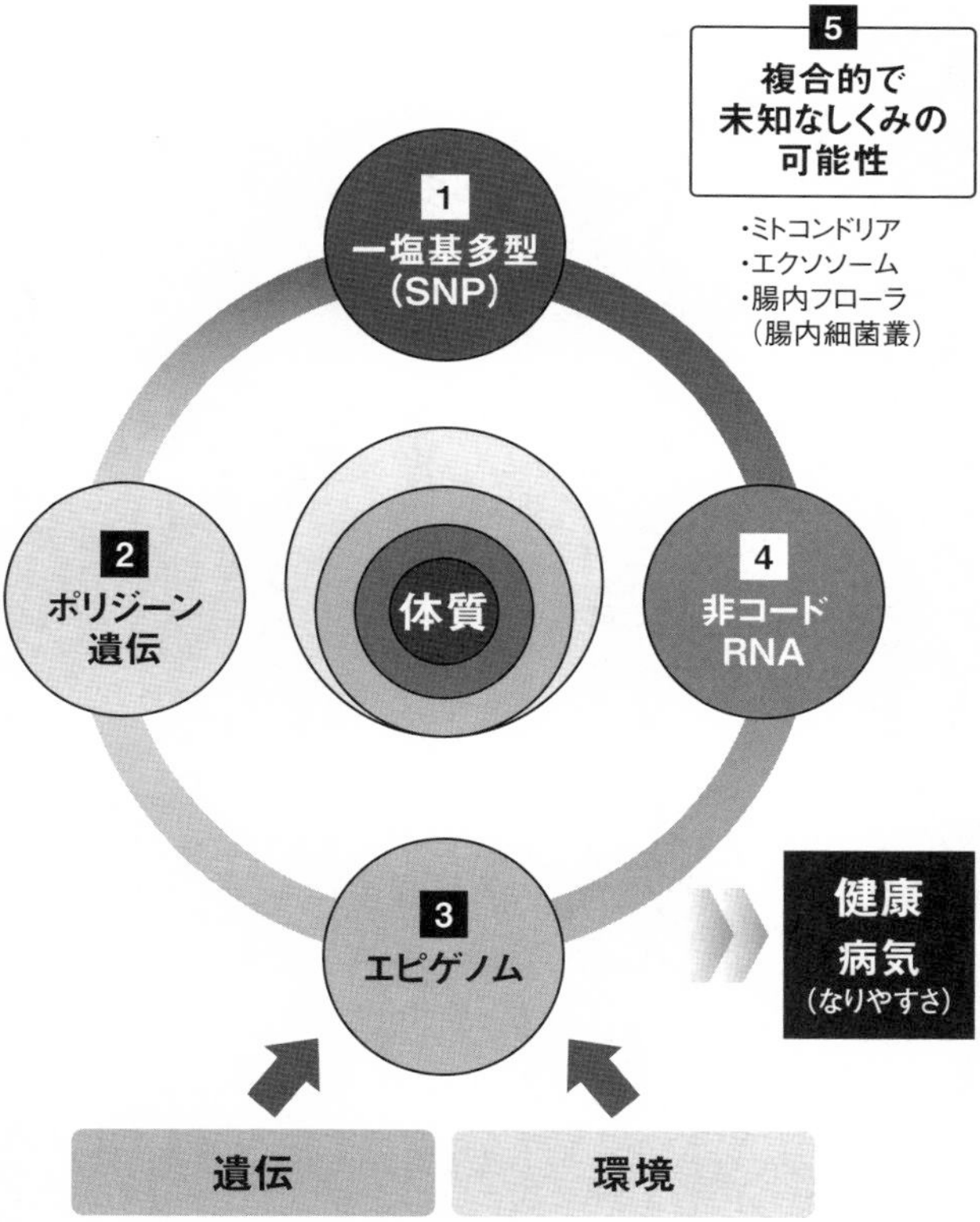

著者作成

の5つの要素が考えられます。

これらはそれぞれ個別に存在するのではなく、お互いが密接に関連しています。専門的な言葉がたくさん出てきますが、できるだけ分かりやすく説明します。順番に見ていきましょう。

①血液型、毛髪や目の色などを決める「一塩基多型（SNP）」

遺伝情報を担うDNAの塩基配列（G・A・T・Cの4つの塩基の並び）を調べてみると、ヒトのゲノム全体で約99・9％は同じ、残り0・1％は異なっていて、このわずかな違いが体質をはじめさまざまな個人差を生んでいることは前述しました。

同じ生物種でも、個々のDNAの塩基配列には、わずかな違いがあります。その違いが、1％以上の頻度で比較的多く見られる場合と、稀《まれ》にしか見られない場合があります。1％以上の頻度で見られるのを「多型（polymorphism）」「ありふれたバリアント」、1％以内の頻度で見られるのを「変異（mutation）」「稀なバリアント」といいます。

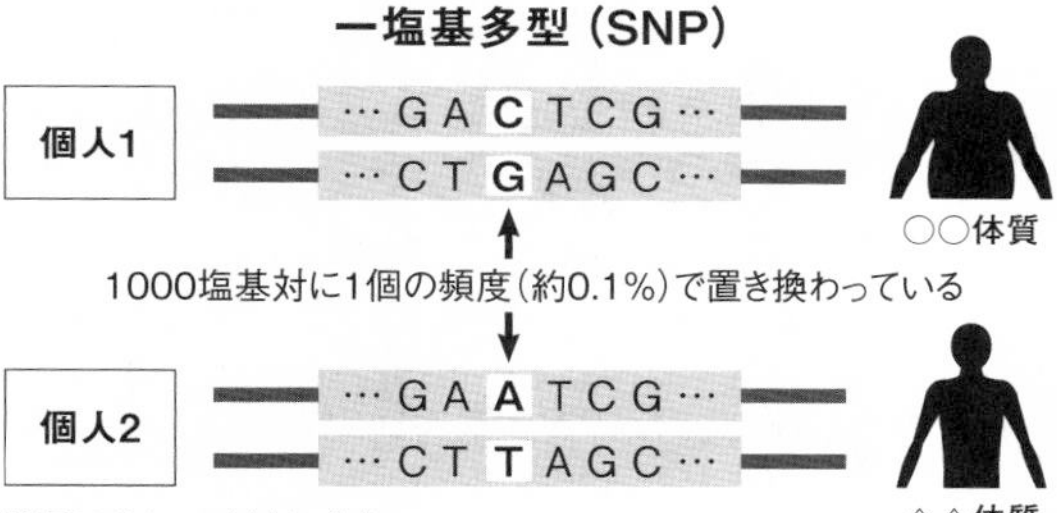

『体質と遺伝子のサイエンス』をもとに作成

多型にはさまざまな種類があり、ある特定の生物種で、たった1つの塩基対だけが別の塩基対に置き換わっているのが「一塩基多型」です。英語では「SNP《スニップ》(single-nucleotide polymorphism)」と表記されます。

一塩基多型は、1000塩基対に1個ほど、約0・1%とわずかな頻度であらわれます。ヒトの場合、全ゲノムは約30億塩基対(2セットで約60億塩基対)ですから、その約0・1%の約300万個(2セットでは約600万個)の一塩基多型が存在します。この一塩基多型が、私たちの体質の違いを生じさせる可能性があるとして注目されています。

実際に、身長や体型、血液型、毛髪の色や質(縮毛、直毛など)、目の色(虹彩)、特定の病気へのかかりやすさ、薬物への応答性(薬の効き方や副作用の出方)といった体質に関連した一塩基多型が数多く見つかっています。これらは、個人の体質に合ったパーソナル医療（テーラーメイド医療）にも応用できるかもしれません。

一塩基多型を調べれば、人種間の相違も分かります。例えば、お酒に弱い一塩基多型を持っているのは東アジア人（モンゴロイド）に多く、例外はありますが、それ以外は基本的にお酒に強い人種のようです。

ちょっと寄り道情報になりますが、ＤＮＡの塩基配列の中で、同じ塩基配列がくり返して存在する「反復配列領域（マイクロサテライト）」と呼ばれる部分があります。これは「縦列型反復配列（ＳＴＲ：short tandem repeat）多型」ともいわれ、くり返す単位は２～５塩基対と短いものです。この反復配列の単位数が個人によって異なることを利用して世界共通で行われているのが「ＤＮＡ型鑑定」です。

親子で血のつながりがあるのかないのか、事件・事故の捜査で残されたＤＮＡが犯人や被害者と同一のものなのかどうかを知るために、この多型を調べて個人を識別しているのです。

血液型はどのように決まるか

血液型も、個人の違いを示す体質の1つで、一塩基多型によって決まります。

1900年、オーストリアの病理学者、血清学者のカール・ランドシュタイナー（Karl Landsteiner 1868〜1943年）らは、ヒトにはA型・B型・O型の血液型があることを発見しました。これが「ABO式血液型」です。翌年にはAB型が追加され、1930年にはその功績によりノーベル生理学・医学賞を受賞しています。さらに1940年には、同じグループによってRh式血液型が発見されています。

20世紀の後半になって、ABO式血液型は、赤血球の表面を覆っている糖鎖の型（構造の違い）に基づいた分類であることが分かりました。糖鎖は、グルコース、ガラクトース、N－アセチルガラクトサミン、N－アセチルグルコサミンなどの糖（単糖）が鎖のように複雑に連なって形成された物質のことで、赤血球の保護膜として存在しています。

血液型を構成する抗原を決めるのは、糖転移酵素（通称・ABO糖転移酵素）とも呼ばれるものです。この特有の酵素が作用して、N－アセチルガラクトサミンという糖が加わればA型、ガラクトースという少し小さな糖が加わればB型、この両方の糖が加わればAB型、両方とも加わっていなければO型になるというしくみです。

ABO式血液型と一塩基多型

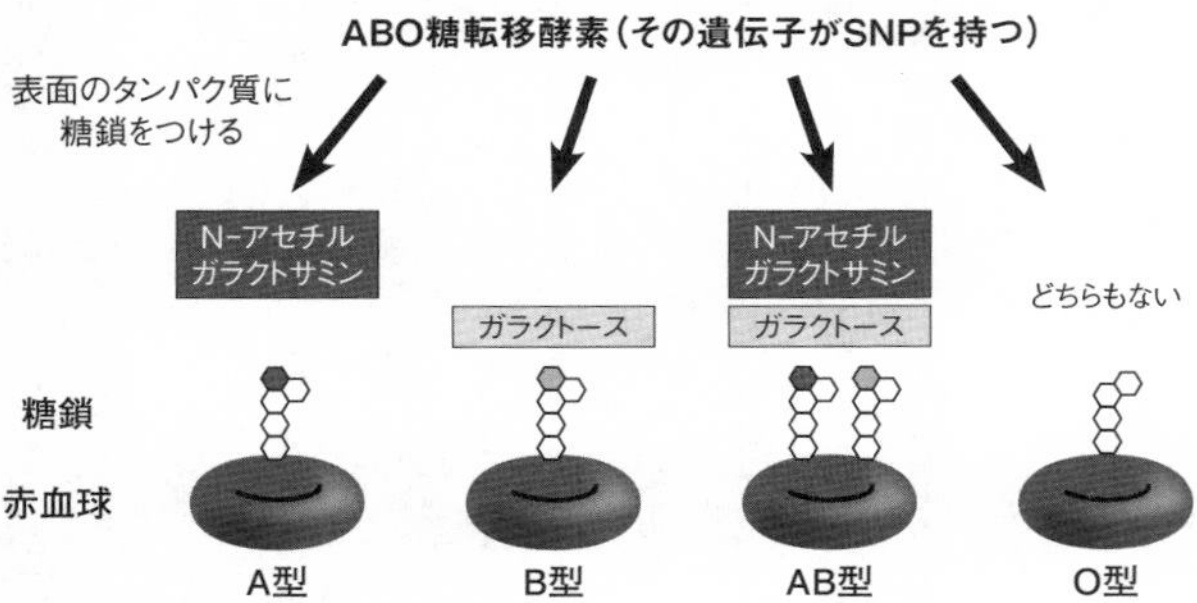

『体質と遺伝子のサイエンス』をもとに作成

ABO糖転移酵素の遺伝子は、ヒトの9番染色体上にあって、2万塩基対くらいの大きさです。エキソンと呼ばれる7個の部位で構成され、そのうちの6個目と7個目のエキソンが酵素の活性に必要なアミノ酸の配列情報を持っています。ちょうどここに一塩基多型が複数存在しているため、ヒトのABO式血液型は糖転移酵素遺伝子の一塩基多型によって決まると分かるわけです。

糖転移酵素の遺伝子のタイプを、A型をA、B型をB、O型をOとした場合、「メンデルの法則」に従ってこの3種類の対立遺伝子（A、B、O）の一塩基多型を組みあわせることで、血液型は両親から子どもに遺伝します。

遺伝子の組みあわせタイプは、A型はAAまたは

AO、BB型はBBまたはBO、AB型はAB、O型はOOになります。遺伝子Oに対して遺伝子AとBは顕性であり、遺伝子AとBの間には、どちらかがあらわれやすいという差はありません。

日本人の集団では、血液型がA型の人が最も多くて40%、続いてO型が30%、B型が20%、AB型が10%の順です。この比率は、国や地域、人種などによって異なります。

②身長、体重、血圧、知能などを決める「ポリジーン遺伝」

体質を決めるしくみとして次に挙げられるのが、「ポリジーン遺伝(polygenic inheritance)」と呼ばれるものです。

「ポリジーン(polygene)」は、複数、複合という意味の「poly」と、遺伝子という意味の「gene」の合成語で、複数の遺伝子が働きあう「多遺伝子」を意味します。

体質は、単一遺伝子遺伝といって、たった1つの遺伝子で決まることもあれば、2つ以上の多遺伝子が同時に関わることもあります。これを「多遺伝子遺伝」といい、遺伝子の

ポリジーン遺伝

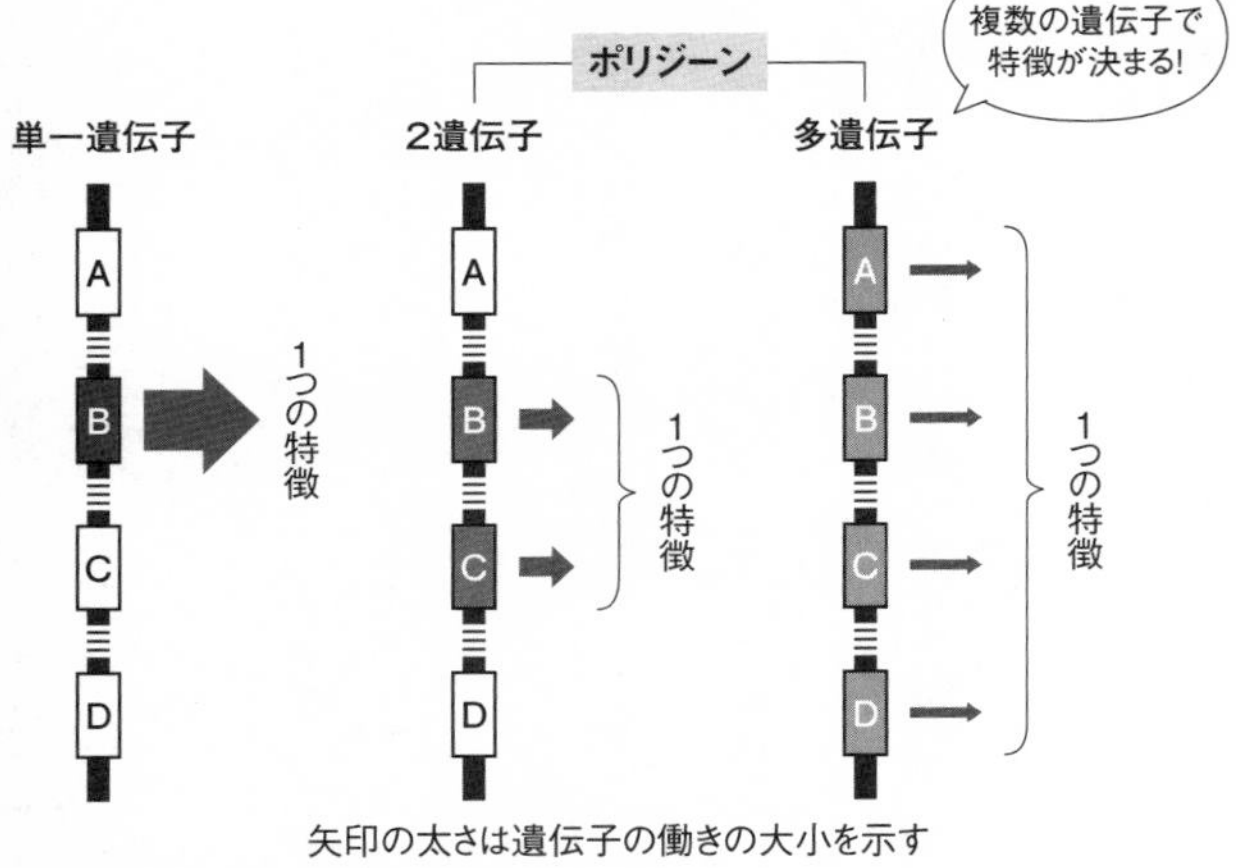

矢印の太さは遺伝子の働きの大小を示す

『体質と遺伝子のサイエンス』をもとに作成

数や量によって影響はさまざまです。

多遺伝子遺伝のうち、2つの遺伝子が関わるものを「2遺伝子遺伝」、少数の遺伝子が関わるものを「オリゴジーン遺伝」、多数の遺伝子が関わるものを「ポリジーン遺伝」と呼んで区別する場合もあります。「オリゴ（oligo）」は、ギリシャ語の「少ない」という語からきています。

個々の遺伝子の働きが弱く決定的な作用につながらない時には、いくつかの遺伝子がまとまって働きますが、それだけ遺伝子以外の環境的要因の影響も受けやすくなります。環境的要因は遺伝子の働きを促進するだけでなく抑制する作用もあるので、多遺伝子遺伝はかなり複雑な様相を示します。

ポリジーン遺伝は、身長や体重など目に見えて量的に計測できる形質や、血圧、知能、足の速さなどの運動能力に深く関与しています。

身長はどのように決まるか

ポリジーン遺伝による親と子の相関が強いといわれるのが身長です。

まずは、身長がエイとビーの2つの遺伝子で決まると仮定して説明しましょう。遺伝子の塩基配列の変化によって、エイ遺伝子には身長を高くするタイプのAと身長を低くするタイプのa、ビー遺伝子には身長を高くするタイプのBと身長を低くするタイプのbの遺伝子があるとします。

この2つのエイ遺伝子とビー遺伝子（同義遺伝子）のさまざまな組みあわせによって、遺伝子型、頻度、身長の評価が次ページの図表のようになったと仮定します。同義遺伝子とは、ある体質を決めるにあたって同時に働きあう2つ、あるいはそれ以上の遺伝子のこ

身長とポリジーン遺伝

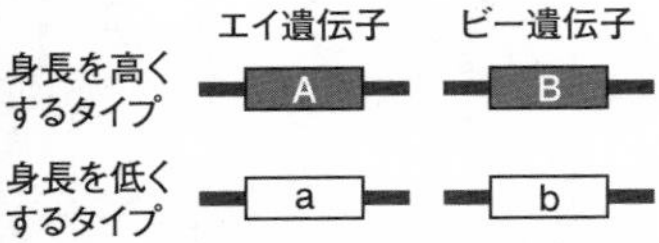

遺伝子型	頻度	身長
AABB	1	高い
AABb　AaBB	2	普通
AAbb　AaBb　aaBB	3	
Aabb　aaBb	2	
aabb	1	低い

『体質と遺伝子のサイエンス』をもとに作成

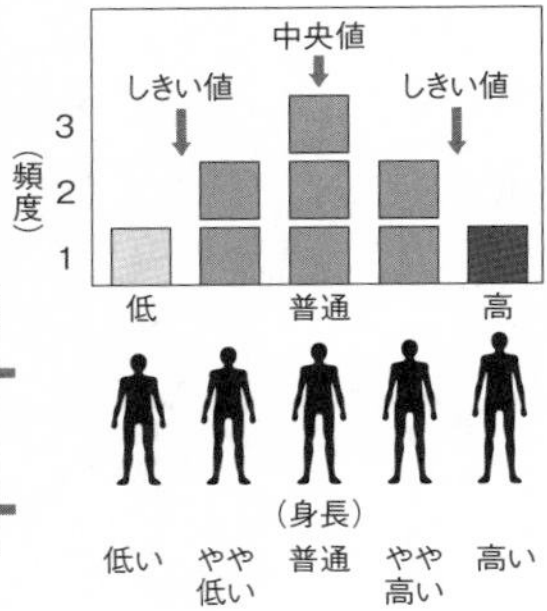

とです。

上図の右側上・下では、身長の評価は高い・やや高い・普通・やや低い・低いの5段階に分けることができ、頻度（あらわれる度合い）は1～3の3段階です。

身長が高いとやや高いの間と、やや低いと低いの間にそれぞれしきい値があるとすると、身長の評価は高い・普通・低いの3段階になります。

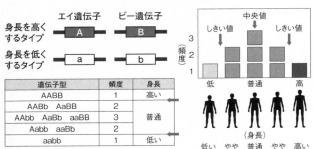

しきい値は、外部からなんらかの反応や変化を起こさせるために必要な最小の価（量、強さなど）をあらわすもので、「閾《いき》値《ち》」「スレッショルド」「限界値」ともいいます。

身長の評価では、「普通」の頻度が最も多いため、これを分布図であらわすと、曲線の中央が最も高くなる正規分布（ベル型の分布）を示します。この部分を最頻値といいますが、正規分布では中央値や平均値と一致するのが特徴です。

身長についていえば、遺伝的素因が強く働いているのは事実です。父親と母親の遺伝子は、それぞれ1つが子どもに受け継がれ、基本的に同じ程度に働くものです。どちらかの影響がより強く出ることはあっても、父親あるいは母親どちらか片方の遺伝子だけが影響するわけではありません。

自分のまわりの人をざっと見渡してみても、背が飛び切り高い人も飛び切り低い人もたまに見かけるだけで、それほど多くないように思いませんか。ほとんどの人が平均的な身長なのは、両親の身長の組みあわせが多様だからです。背の高い父親と背の低い母親の子どもは、それぞれの遺伝子を必ず受け継ぐので、分布図でいえばしきい値の間（中央値、平均値）に近い中背（普通の身長）になるわけです。同様に、普通の背の父母の子どもも普通の身長になりやすくなります。

ヒトの身長に関わる遺伝子は、少なくとも20種類くらいあると考えられますので、多くの組みあわせによって遺伝的素因が生じることになります。しかも、それぞれの遺伝子が栄養やストレスなどの環境的要因、体内のホルモンなどで調節されています。

顔立ちはどのように決まるか

あえていうまでもありませんが、私たちの顔立ちは一人ひとり違います。だからこそ、どのような顔立ちなのかを覚えておけば、その人に出会った時に顔を見て「○○さんだ！」と判断できるわけです。運転免許証やマイナンバーカードの顔写真、スマホのセキュリティや建物の入退室の管理に顔認証のシステムが使われているのは、顔の特徴がその人自身であると識別する決め手になるからです。

もしも、まわりに暮らす人たちの顔立ちがすべて同じであったらどんなことが起こるでしょうか。誰を見ても同じ顔をしているなんて、まるでSFホラー映画で描かれそうな恐怖の世界が想像できます。

広い世の中では、顔が偶然よく似ている「他人の空似《そらに》」もありますし、「世の中に自分に似ている人が3人いる」ともよくいわれますが、いずれも血縁がない人との話です。親子のように血縁があれば、赤の他人と比べて顔立ちはよく似ます。ということは、顔立ちは遺伝的調節下にある、遺伝的素因の強い影響によって決まることを示しています。

では、顔立ちはどのようにして決まるのでしょうか。

２０１２年に、オランダのエラスムスＭＣ（大学医学センター）の研究グループが、オランダ、オーストラリア、ドイツなど欧米の成人男女を対象にして、顔の三次元ＭＲＩ（核磁気共鳴画像法）と二次元写真から顔立ちの違いを数値化し、全員のＤＮＡの違いと顔立ちの違いとの関係性を網羅的に調べました（「A Genome-Wide Association Study Identifies Five Loci Influencing Facial Morphology in Europeans」PLOS GENETICS, Sep.13, 2012）。

その結果、「ＰＲＤＭ16」「ＰＡＸ３」「ＴＰ63」「Ｃ５ｏｒｆ50」「ＣＯＬ17Ａ１」の５つの遺伝子がヨーロッパ人の顔立ちに影響を与えていると考えられると報告されました。

特に、「ＰＲＤＭ16」「ＰＡＸ３」「ＴＰ63」には顔立ちの形成に不可欠な転写因子の情報が書きこまれているということです。転写因子は、ＤＮＡの特定の塩基配列にくっついて、遺伝子の働き（転写）を促進したり抑制したりするタンパク質の一群を指します。ただし、研究対象の人種との違いから、日本人には、この研究で見つかった以外の遺伝子が影響している可能性もあります。

このうちの「ＰＡＸ３」は、胎児期に器官や組織の発生に中心的な役割を果たす「ＰＡ

X遺伝子群」に属する転写因子の1つです。顔を特徴づける鼻の位置や鼻根の高さの決定に強い影響を与えます。

もう1つ、PAX遺伝子群に属する「PAX6」という遺伝子には、目をつくるために最初に指令を出す「マスター制御遺伝子」という重要な役割があります。「PAX6」が支配権を握ると、目をつくる多くの遺伝子が次々と働き始めることが検証されているのです（東北大学大学院医学系研究科　櫻井勝康、吉川貴子、大隅典子各氏）。

娘は父親似、息子は母親似？

顔立ちについていうと、昔から、「息子はお母さんに似るもんだ、娘はお父さんに似るもんだ」とよく耳にしてきました。実際に、お母さんにそっくりの息子、お父さんにそっくりの娘をけっこう見かけるので、「そういわれれば確かにそうかもしれない」と思いたくなります。そういう遺伝の仕方は本当にあるのでしょうか。

顔立ちを決める遺伝子の多くは常染色体に入っていて、子どもは両親から1つずつ受け継いで自分だけの新しい染色体の組みあわせをつくり出しています。しかし仮に、顔立ちを決める重要な遺伝子がX染色体（性染色体）にあったとすれば、女の子の場合は母親と父親の両方からX染色体を半分ずつ受け継ぐので、両親からの影響度は半々になります。

しかも、女の子では母由来と父由来のX染色体はランダムにどちらか一方が働かないように不活性化されることが分かっています。男の子の場合は母親からのX染色体、父親からのY染色体（精巣をつくる遺伝子以外、ほかに遺伝子は少ない）を受け継ぐので、母親に似やすいのかもしれません。

もう1つ加えるとすれば、ゲノムインプリンティング（ゲノム刷りこみ）という現象があります。常染色体にあるほとんどの遺伝子は、母親から受け継いだものでも父親から受け継いだものでも同じように働きます。しかしながら、おおよそ1％程度の遺伝子では、母親からの遺伝子は働いて父親からの遺伝子は働かなかったり、逆に、母親からの遺伝子は働かないが父親からの遺伝子は働くこともあります。つまり、同じ遺伝子でも片方の親からの遺伝子だけが働くことがあるのです。これが「ゲノムの刷りこみ」で、このような刷りこみを受ける遺伝子には個体発生に関わるものが多いため、母親似、父親似につながる可能性があるわけです。

また、親子の顔立ちが似ているか似ていないかには、その遺伝子が顕性か潜性かも関係しています。基本的に遺伝子は両親由来の2つで1組ですが、組になった時に顕性の遺伝子を受け継げば特徴が表面にあらわれやすくなり、潜性の遺伝子を受け継げば特徴が表面にあらわれにくくなります。

顕性、潜性は、以前は優性、劣性という言葉が使われていました。しかしこれでは、遺伝に優劣をつけるようで誤解されやすいという理由もあり、2017年9月に日本遺伝学会が表現をあらためると決めた経緯があります。

例を挙げると、手術までして二重《ふたえ》にして目を大きく見せたいと憧れる人がいますが、瞼が二重か一重《ひとえ》かも顕性、潜性に関係しています。二重にする遺伝子は顕性、一重にする遺伝子は潜性です。

ここが少しややこしいのですが、両親とも二重であればその子は必ず二重になるかというと、そうとは限りません。二重の親でも一重の遺伝子が潜んでいる可能性があるので、二重の両親からともに一重の遺伝子が受け継がれれば、その子どもは一重になります。片方の親から二重の遺伝子、もう片方の親から一重の遺伝子を受け継いだ場合には、二重の遺伝子が顕性ですから子どもは二重になります。

顕性や潜性の遺伝子による特徴が、思いもよらず息子や娘ではなく孫やさらに次の世代になって表面にあらわれることがあります。これが「隔世遺伝」です。自分の親や祖父母以前のかなり昔に撮られた先祖の写真を見て、この顔立ちは自分によく似ているなぁと思うことがあるかもしれませんが、これもやはり遺伝によるものなのです。

血圧はどのように決まるか

血圧、脈拍、酸素飽和度、呼吸、体温、意識レベルなど体の状態を示す値を「バイタルサイン」といいます。その測定は、医療、介護や看護の現場だけでなく、日常生活での健康チェックにも欠かせません。

中でも特に注意しなければならないのは、高血圧です。喫煙と並んで、日本人の生活習慣病による死亡に大きく影響するリスク因子だからです。

入院・外来を含めた高血圧性疾患の総患者数は993万7000人もいて、糖尿病や脂質異常症を引き離して日本で最も多い患者数となっています（『平成29［2017］年患者調査の概況』厚生労働省)。

なぜ血圧が高い人と正常な人がいるのでしょうか。これも体質なのでしょうか。

血液が血管の中を流れる時に血管の壁にかかる圧力が血圧です。健康な人の正常といわれる血圧は、収縮期血圧（最大血圧、上の血圧。心臓が縮んで血液を送り出した時の血圧）が140㎜Hg未満、拡張期血圧（最小血圧、下の血圧。心臓が拡張した時の血圧）が90㎜Hg未満です（診察室血圧。家庭で測る場合は収縮期血圧135㎜Hg未満、拡張期血圧85㎜Hg未満）。この数値のいずれかが上回っていると高血圧と診断されます。

血圧が持続的に上昇している病態が高血圧症です。動脈硬化をもたらすことで、心臓や大動脈などの血管といった循環器や脳、腎臓や眼底などにダメージを与え、とりわけ脳卒中の発症とは強い相関関係があります。

高血圧には、「本態性高血圧」と「二次性高血圧」があります。高血圧の人の約9割が、高血圧のもとになる基礎疾患を持たず、原因が特定できない本態性です。二次性は原因がはっきりしていて、腎臓の病気による腎性高血圧、ホルモン異常による内分泌性高血圧、血管の狭窄《きょうさく》などによる血管性高血圧などがあります。

血圧が遺伝するのは、統計でも示されています。両親とも血圧が高い人の子どもは50％、片方の親だけが高血圧の人の子どもは30％の確率で高血圧になる傾向にあると報告されています（東京都健康長寿医療センター　桑島巌医師）。

本態性高血圧は、遺伝的素因だけでなく環境的要因との相互作用によって引き起こされる多因子遺伝病（77ページ）であると考えられます。これまでの疫学的研究から、環境的要因としては、過度の塩分摂取、過度の飲酒、喫煙、肥満、運動不足、睡眠不足、過重労働、ストレス、寒冷などが明らかになっています。

両親が高血圧の子どもが高血圧になる確率が50％ということは、高血圧にならない子どもも50％いるということです。その理由として、個人によって遺伝子の影響度が異なっていたり、高血圧の発症リスクとなる環境的要因の作用をできるだけ避けるような生活をしているからではないかと考えられます。

病気の遺伝子を持っていても発症しない人もいれば、病気の遺伝子を持っていないのに特別な環境的要因によって発症してしまうケースも実際に起こりうるのです。

血圧に関与する遺伝子がある

全ゲノムを対象とした高血圧の研究が盛んに進められていますが、これまでに「アンジオテンシノーゲン（angiotensinogen）」という物質の関与が明らかになっています。主に肝臓と脂肪細胞でつくられ、内臓脂肪が増えると脂肪細胞からの分泌が高まります。

アンジオテンシノーゲンは、腎臓から分泌されるタンパク質分解酵素レニンの作用によってアンジオテンシンⅠにつくりかえられ、さらに血液にのって肺を循環している時に変換酵素（アンジオテンシン変換酵素1：ＡＣＥ1）の作用によってアンジオテンシンⅡにつくりかえられます。

アンジオテンシンⅡには末梢《まっしょう》血管を収縮させる強力な作用があり、副腎皮質でつくられるアルドステロンの分泌を促します。このアルドステロンが、血中のカリウムを排泄《はいせつ》させナトリウムの再吸収を促進し、血液の水分量を増やすために血圧の上昇を引き起こしてしまうというメカニズムです。

腎臓は、血中のカリウム・ナトリウム・水分量の変化に対応してレニンの分泌を調節し血圧をコントロールしていますが、アンジオテンシノーゲンの分泌が増えてしまうと、こうした一連の血圧調節機構（レニン・アンジオテンシン・アルドステロン系＝R－A－A系）の働きが活発になって血圧を上昇させるというわけです。

血中のナトリウム濃度が上がると血圧の上昇につながります。高血圧の親から受け継いだアンジオテンシノーゲン遺伝子を持つ人が塩分（塩化ナトリウム）を摂《と》り過ぎると高血圧になりやすいのは、こうした理由によるという報告があります（千葉大学大学院医学研究院公衆衛生学教授　羽田《はた》明氏）。

ポリジーン遺伝による病気の発症

ここまで、ポリジーン遺伝が体質にどう関わっているかについて触れてきましたが、ポリジーン遺伝は病気の発症にも関係しています。１つの遺伝子が関わる病気を単一遺伝子病、２つ以上の遺伝子が関わる病気を多因子遺伝病といいます。

さらに、多因子遺伝病には２つのグループがあります。１つは、ポリジーン遺伝が関係するであろうと予想されている〝ありふれた病気（common disease）〟、もう１つは、オリゴジーン遺伝または2遺伝子遺伝が関係するであろうと予想されている〃体の特定の部位に生まれつき異常がある病気〃です。

「ありふれた」という言葉が使われるのは、一般の集団の中で発症の頻度（罹患率《りかん》）が高く、決して珍しくないという理由からです。生活習慣病（高血圧症、糖尿病、痛風、胃潰瘍、十二指腸潰瘍など）、アレルギー性疾患（気管支喘息《ぜんそく》、アトピー性皮膚炎など）、精神疾患（統合失調症、てんかんなど）などがあります。

中には、健康なのか病気なのかはっきり割り切れないものもあり、軽症から重症まで幅広く、ほぼ連続して分布しています。生活環境の影響を受けやすく、発症には人種差が生じやすいというのが〃ありふれた病気〃の特徴でもあります。

もう1つの〃体の特定の部位に生まれつき異常がある病気〃には、先天性心疾患や口唇《こうしん》口蓋裂《こうがいれつ》（口唇などの一部が裂けて生まれてくる状態）などがあります。症状の有無がはっきりしていて、近い血縁者ほど発症する可能性がある程度高い「家族内集積」を示します。

多因子遺伝病は1つの要因だけで発症するわけではなく、複数の要因が複雑に絡みあっていて、理論的には、複数の遺伝的素因と環境的要因の「量効果」の総和がある一定の

多因子しきい説

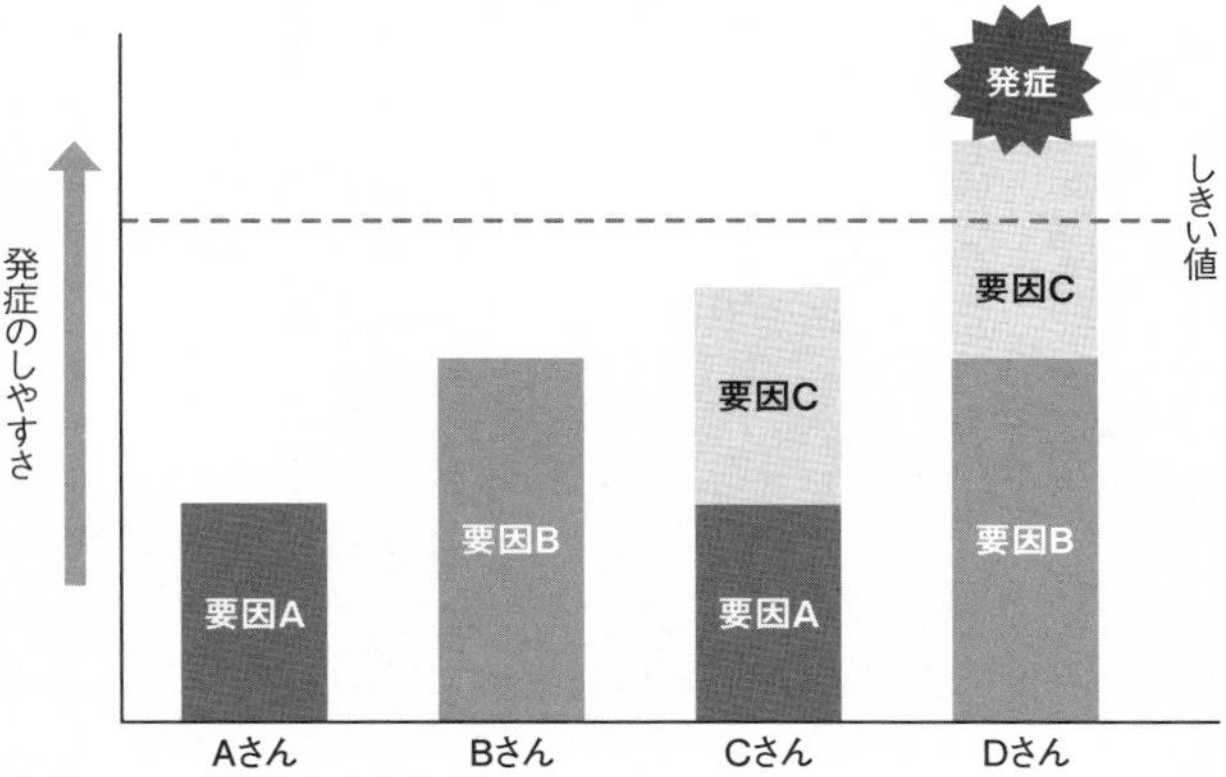

「初めての遺伝子検査」ウェブサイトをもとに作成

「しきい値」を越えた場合に発症します。これを「多因子しきい説」といいます。

上図のように、さまざまな要因を持っていても、その総和がしきい値を越えてしまったDさんだけが発症してしまうわけです。

また、遺伝的素因には、疾患の発症を促進するだけでなく抑制する遺伝子もあるので、疾患につながる遺伝子を持っていても発症しない人もいれば、疾患につながる遺伝子を持っていないにもかかわらず環境的要因などの影響で発症してしまう人もいるという例が、ここでも生じます。

③遺伝子にオン／オフの印をつける「エピゲノム」

私たちの体質はどのように決まるのか、３番目の要素が「エピゲノム」です。

本題に入る前に、遺伝について簡単におさらいをしておきます。

ＤＮＡの塩基配列のうち遺伝情報を持っている特定の領域を遺伝子といい、親から受け継がれる生物学的な特性を特徴づける重要な因子です。遺伝子の塩基配列に変化が起こると、その変化は細胞分裂によって次の世代に受け継がれます。この遺伝子の変化と、形質を観察することによって得られるデータの変化とを結びつけるのが「遺伝学（ジェネティクス）」という学問です。

代表的な遺伝学といえば、先にも少し触れましたが「メンデルの法則」です。学校の授業で生物が苦手だったという人でも、メンデルの名前は覚えているでしょう。

オーストリアの生物学者で近代遺伝学の創始者ともいわれるグレゴール・ヨハン・メンデル（Gregor Johann Mendel １８２２～１８８４年）が、エンドウ豆の交配実験から明らかにした遺伝の法則で、「優劣の法則」「分離の法則」「独立の法則」の３つから成り立っています。

対になっている形質のものを交配すると、雑種第1代では優性形質が顕在し劣性形質が潜在するというのが「優劣の法則」、雑種第2代では優性・劣性の形質を持つものの割合は3対1に分離してあらわれるというのが「分離の法則」、異なる形質が2つ以上あってもそれぞれが独立して遺伝するというのが「独立の法則」です。

メンデルの法則は、遺伝的素因によって形質が受け継がれるしくみを説明したもので、そこには必ずDNAの塩基配列の変化が伴います。

ところが、DNAの塩基配列の変化は伴わずに、後天的な環境的要因によって遺伝子の機能が変化して遺伝情報が子孫に受け継がれるケースがあります。そこを研究するのが「エピジェネティクス（後成的遺伝学）」という学問領域であると51ページで触れました。

エピジェネティクスにおいて、後天的に修飾（化学的な変化）が加えられたゲノムを「エピゲノム」といい、これがヒトの体質の決定に大きな役割をもたらしています。

ヒトのゲノムには、タンパク質をつくる約2万5000個の遺伝子がありますが、そのすべてが同時に使われるわけではありません。細胞の種類やその状況によって、どの遺伝子を使うか使わないかを選んでいます。遺伝子の働きが異なっていれば、これは皮膚の細胞、これは肝臓の細胞、これは脳の細胞といったようにそれぞれが固有の役割を果たせます。

遺伝子のどれを使うのか使わないのか、どの遺伝子の働きのスイッチをオンにするのかオフにするのかの印をつける役割を果たすのがエピゲノムです。遺伝子に加えられる印づけが修飾ですから、エピゲノムは「修飾されたゲノム」ともいわれます。

遺伝子にオン／オフの印をつける3つのしくみ

では、遺伝子にどのようにしてオン／オフの印をつけるのでしょうか。エピゲノムの修飾に関する重要なしくみは、「DNAのメチル化」「クロマチンの形成」「ヒストンの修飾」の3つです。少し複雑ですが、順を追って説明しましょう。

●DNAのメチル化

DNAは、グアニン（G）、アデニン（A）、チミン（T）、シトシン（C）の4つの塩基がさまざまな順番で連なったデオキシリボ核酸という物質です。塩基の連なりを塩基配列といい、生命の設計図ゲノムの本体であることはすでに触れました。

塩基配列のうちのシトシン（C）に、メチル基（化学式は $-CH_3$）がくっついて生じる化学的な変化（修飾）を「DNAのメチル化」といいます。メチル化は、メタン（化学式 CH_4、炭素原子1個と水素原子4個）から水素原子1個を取り除いたメチル基とくっつく、最もシンプルな修飾で、メチル化を受けた物質の性質や働きを変える役割があります。

DNAのメチル化では、シトシン（C）とグアニン（G）の順で並んでいる2塩基配列のうち、シトシンにだけメチル基がくっつくというのが原則です。これは、メチル化に働く酵素の性質によるものです。DNAの塩基の配列に順序がありますので、片方を5'側、もう片方を3'側と呼ぶことになりました（次ページの図）。

例えば、5'—GACGCT—3'という塩基配列を見ていくと、CGとCTという2塩基配列があるのが分かります。AとT、CとGがペアになって逆向きの塩基配列と2本鎖をつくりますので、3'—CTGCGA—5'という塩基配列とペアになります。DNAのメチル化では、CTの中のシトシンにはメチル基はくっつかず、CGの中のシトシンにだけメ

DNAのメチル化

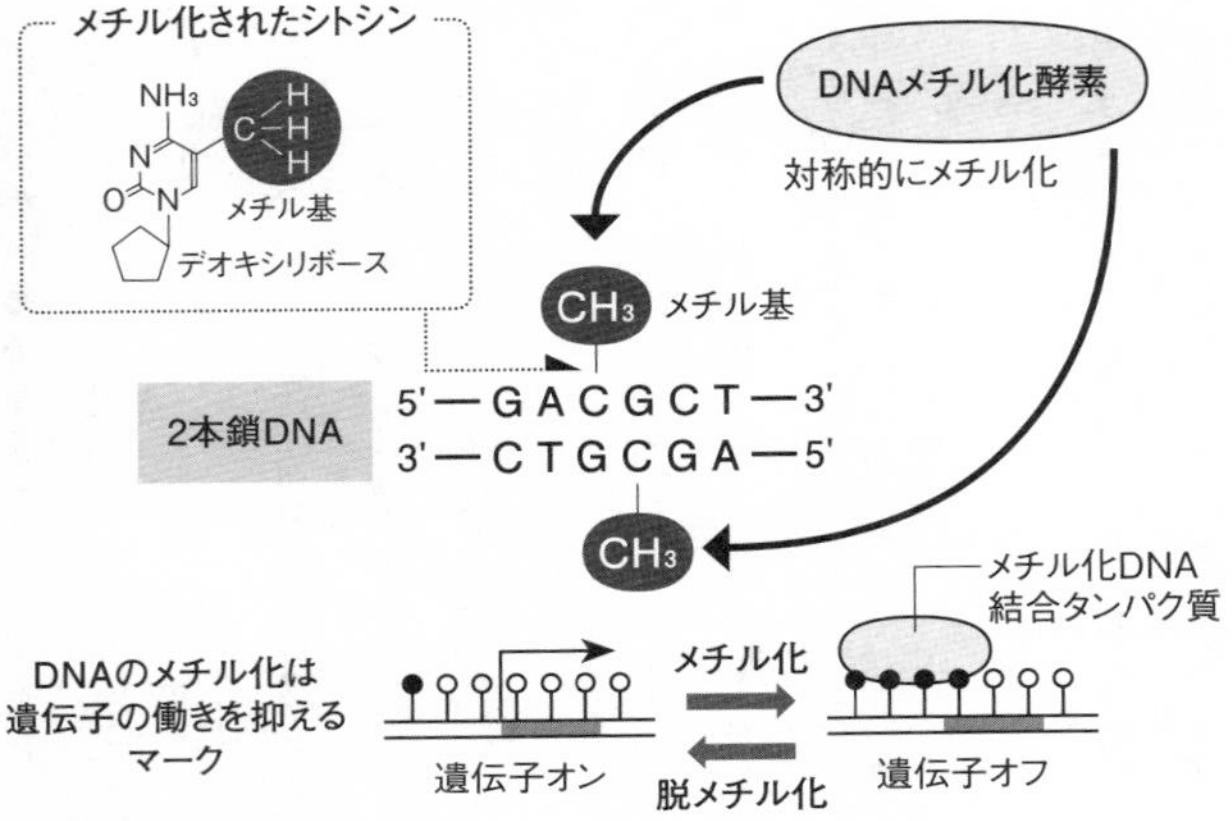

『環境とエピゲノム』をもとに作成

チル基がくっつきます。

ある遺伝子の「プロモーター」と呼ばれる領域で、シトシンがメチル化されたとしましょう。すると、メチル化された遺伝子の働きを強く抑えてしまうメチル化ＤＮＡ結合タンパク質が寄り集まり、その遺伝子の働きをオフにしてしまいます。つまり、プロモーターの中のシトシンにメチル基をくっつけたり外したりして、特定の遺伝子の働きをオンにしたりオフにしたりしているわけです。

この場面で、遺伝子の働きをオフにするのは、細胞が持っているＤＮＡメチル化酵素、他方、遺伝子の働きをオンにするのはDNA脱メチル化酵素の作用によります。

こうしたDNAのメチル化のパターンは個人の間でわずかに違っていて、それが体質の違いをつくる要因にもなっています。実際に、1つの受精卵から誕生し、まったく同じゲノムを持つはずの一卵性双生児でも、体質が異なるのはDNAメチル化のパターンが違っているからだと考えられます。

●クロマチンの形成とヒストンの修飾

塩基が2本鎖でつながったDNAと、「ヒストン」と呼ばれるタンパク質が、細胞の核の中で数珠《じゅず》のように連なっている複合体を「クロマチン（染色質）」といいます。ヒストンは、パン酵母から植物、ヒトを含む動物と、あらゆる真核生物のクロマチンの中に多量に存在していて、さまざまな修飾を受けます。

4種類のヒストンタンパク質が2つずつ8つ集まった円盤状のヒストン8量体（コアヒストン）に約146塩基対のDNAが約1・7回巻きついた構造を「ヌクレオソーム」と呼び、クロマチンはこのヌクレオソームを基本単位としてかたちづくられています。これ

ヒストンの修飾

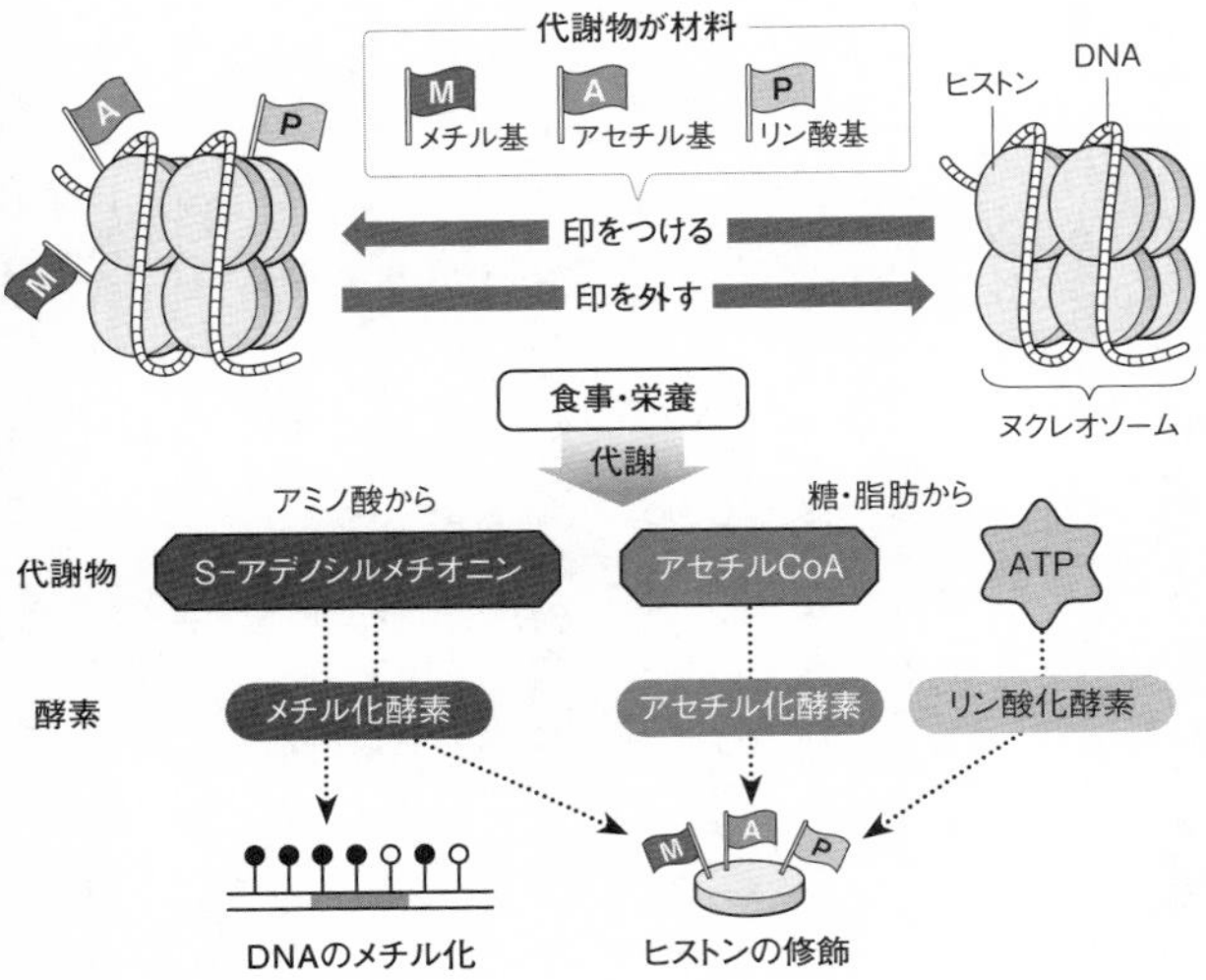

『環境とエピゲノム』をもとに作成

が「クロマチンの形成」です（33ページの図）。

約2mの長さがあるヒトのDNAが幾重にも折りたたまれて、直径が約10㎛（0・001㎜）の細胞核にコンパクトに収納できているのは、ヌクレオソームがこのような構造をとるおかげです。

クロマチンの中のヒストンタンパク質では、前述した「メチル化」に加えて、「アセチル化」「リン酸化」といったさまざまな修飾が行われています。これが「ヒストンの修飾」です。そこには、ヒストンのメチル化酵素と脱メチル化酵素、アセチル化酵素と脱アセチル化酵素、リン酸化酵素と脱リン酸化酵素といった多くの酵素が働きあっています。

DNAがヒストンに巻きついているので、ヒストンの修飾によって、特定のヒストンの特定のアミノ酸に印がつけられたり外されたりすれば、それぞれの印にあわせて異なるタンパク質が作用して遺伝子の働きをオンにしたりオフにしたりできます。

DNAのメチル化とヒストンの修飾という2段構えで、クロマチンの形成が行われています。エピゲノムのこうしたしくみによってどの遺伝子をオン／オフにするかの印がつけられ、それが体質の決定につながっていくわけです。

エピゲノムの修飾に使われる材料は食べ物から

では、メチル化、アセチル化、リン酸化といったヒストンの修飾に使われる修飾基の材料は、いったいどこから調達しているのでしょうか。

メチル化に使われるメチル基は、「S－アデノシルメチオニン（略してSAM）」というアミノ酸に由来します。肉や魚、小麦、牛乳などの食物に含まれるアミノ酸の一種メチオニンから絶えず合成されて、生体の細胞内で重要な機能を調節していることが分かっています。

ＳＡＭは特に肝臓と脳に多く存在するといわれ、肝疾患やうつ病の治療だけでなく、変形性関節症に効果があるという報告もあります。

アセチル化に使われるアセチル基は、細胞内のミトコンドリアでつくられ、脂肪酸を合成する材料として使われる「アセチルＣｏＡ（アセチル補酵素Ａ）」に由来します。糖（炭水化物）やアミノ酸などの代謝、脂肪酸の分解と合成などによってエネルギーを得る時に中心的な役割を果たしています。

リン酸化に使われるリン酸基は、体を動かすエネルギー源である「ＡＴＰ（アデノシン三リン酸）」という物質に由来します。筋肉の収縮はこのＡＴＰに蓄えられたエネルギーを使って行われるほか、タンパク質、核酸、脂肪、多糖類の合成のエネルギー源として働くなど生体内のあらゆるエネルギー代謝の中心的な役割を果たしています。

こうして見ると、ＤＮＡのメチル化に使われるメチル基、ヒストンの修飾に使われるメチル基、アセチル基、リン酸基といった修飾基は、いずれも食事によって体内に取り入れられた栄養分を材料にしてつくられる代謝物であることが分かるでしょう。

代謝物をつくる過程では、さまざまな臓器や組織で多くの代謝酵素が働いています。その働きをうまく連動させるための栄養分は、食事の質や量によって過剰になったり不足したりしてアンバランスな状態が長く続いてしまう可能性があります。そうならないために、代謝に関わる遺伝子を調節する「代謝のプログラム」が重要な役割を果たしているのです。

食事によって栄養分を摂取したからといって、それがすぐに遺伝子のオン／オフに影響を与えるわけではありません。

しかしながら、５年10年といった長い年月にわたって、食事による栄養分の摂取や運動などの生活習慣といった環境的要因にさらされれば、それに適応するように遺伝子の使い方も変わり、新たな体質の決定や変化につながると予想できます。

過去のある一定期間に、遺伝子が環境的要因の影響を受けて生じた代謝機能の変化が、まるで細胞の中に記憶されたかのように長期的に持続する現象を「メタボリック・メモリー（代謝メモリー）」といいます。

特に、子どもが生まれる前の胎児期や生まれてからの新生児期に母親の栄養状態がどうであったかはメタボリック・メモリーとして記憶され、子どもの将来の健康や疾患の発症にも強く影響するという研究があります。メタボリック・メモリーの生まれるしくみにも、エピゲノムが深く関与しています。

この考え方は、「ＤＯＨａＤ《ドーハッド》（Developmental Origins of Health and Disease）学説（健康と病気の発生起源説、ドーハッド学説）」と呼ばれ、近年注目されています。

メタボリック・メモリーは１１０ページ、ＤＯＨａＤ学説は１１３ページで詳しく解説しましょう。

④遺伝子の働きに直接作用する「非コードＲＮＡ」

ゲノムのＤＮＡから「転写」によってＲＮＡがつくられ、ＲＮＡからさらに「翻訳」によってアミノ酸を材料にしてタンパク質がつくられるというのが遺伝情報の基本的な流れです。言葉を換えれば、ＤＮＡという情報分子が、ＲＮＡという伝達分子を介して、タンパク質という機能分子をつくるというのが、これまでの分子生物学の基礎でした。

RNAは「リボ核酸」の略称で、構造的にもDNAとよく似ていて4つの塩基が並んでいます。しかし、1か所だけ違います。DNAの塩基はG（グアニン）・A（アデニン）・T（チミン）・C（シトシン）でしたが、RNAの塩基はG・A・U（ウラシル）・Cです。DNAのGはRNAのC、同じくAはU（Tではなく）、TはA、CはGとなって、DNAの情報を写し取るかたち（転写）でRNAが生成されます。

ところが、近年の研究によって、ある種のRNAは翻訳によって、タンパク質をつくるための伝達分子としての役割だけでなく、遺伝子の働き方やエピゲノムに直接作用して調整分子として働くことが分かってきました。

そのきっかけとなったのが、2005年頃から導入された「次世代シークエンサー（next generation sequencer：NGS、高速シークエンサーとも）」と呼ばれる装置です。この装置のおかげで、従来のシークエンサーでは部分的にしか調べられなかった膨大なゲノム情報を、網羅的に高速で解読できるようになり、それはもう画期的でした。それまで、ヒトゲノムを解読するのに10年以上、30億ドル（約4080億円）もの費用がかかっていましたが、次世代シークエンサーを使えば、わずか数日以内、費用も1000ドル（約13万6000

タンパク質をつくらない非コードRNA

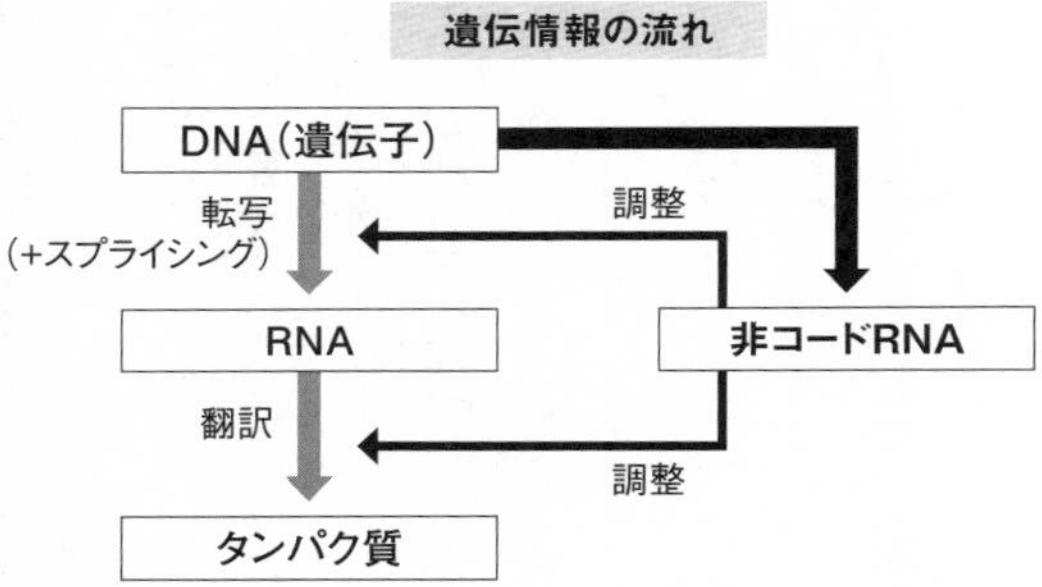

著者作成

円)程度で解読が可能になったのです。

次世代シークエンサーでの解読の結果、RNAのうちでタンパク質に翻訳されるメッセンジャーRNA(mRNA)、その翻訳に働くトランスファーRNA(tRNA)、タンパク質の合成に働くリボソームRNA(rRNA)を除いた大部分は、タンパク質をつくるのとは無関係の塩基配列であることが判明したのです。

これは、研究者にはまったく予想できなかった発見でした。

この謎ともいえるRNAは、タンパク質の情報を「コードする」遺伝子が存在しない部分に由来するものであったり、タンパク質をつくるのには使われないDNAの「イントロン」という部分から転写されていたりすることが確認されました。情報を「コードする」とは、情報を「暗号化する、記録する」、平たくいえば情報を「持っている」という意味です。

このようにタンパク質に翻訳されない、まったく新しい領域のＲＮＡを「非コードＲＮＡ（ｎｃＲＮＡ：non-coding RNA）」といいます。

非コードＲＮＡの多くは、２００塩基以上と比較的に長い「長鎖非コードＲＮＡ（ｌｎｃＲＮＡ：long non-coding RNA）」と、約20～30塩基と短い「マイクロＲＮＡ（ｍｉＲＮＡ：micro RNA）」に区別されます。

さらに驚くべき発見がありました。

解読されたヒトの全ゲノムのうち、遺伝情報を持つ遺伝子にあたる部分は約５％で、そのうち遺伝子のボディーにある「エキソン」という部分は、わずか１％にすぎませんでした。全ゲノムの95％は遺伝子ではなく非コードの領域で、ＲＮＡの５％は遺伝子から、95％は非コードの領域から転写されていたというわけです。

当初、非コードＲＮＡはタンパク質をつくるのとは無関係でガラクタとかゴミと考えられていました。しかし、次世代シークエンサーのおかげで、特定のＤＮＡに直接に作用したりRNAやタンパク質と相互に作用したりして、遺伝子のスイッチにオン／オフの印をつけるエピゲノムを幾重にも調整し、体質を決める重要な役割を果たしていることが分かったのです。

非コードRNAの新たな働き

哺乳動物のゲノム上には、X染色体に存在する「Xist（イグジスト：X-inactive specific transcript）」と呼ばれる非コードRNAがあります。その働きは、X染色体を不活性化させるというもので、今から20年以上も前に発見されました。

X染色体の不活性化とはいったいなんぞや、という問いにお答えする前に、再びおさらいです。

ヒトの体細胞核の中には、22種類2組ずつ44本の常染色体と2本の性染色体の計46本の染色体があります。このうち、ヒトの男女の決定に関与しているのが性染色体で、X染色体が2個（XX）で構成されたら女に、X染色体とY染色体が1個ずつ（XY）で構成されたら男になるということでした。性染色体の構成の違いが男か女かという性差にたどり着くわけで、この性差も生物の形質の1つです。

X染色体の大きさは約1・65億塩基対で約1500個の遺伝子がありますが、Y染色体は約0・6億塩基対と小さく、遺伝子の数も50個程度です。このような遺伝子の不均衡を是正するために、哺乳類のメスとオスの間で働く遺伝子の量を等しくするしくみがX染色体の不活性化です。

遺伝子の量を等しくするため、メスの2本の性染色体（XX）では1本のX染色体は働いているがもう1本のX染色体は働いていないという、つまりランダムに不活性化された状態になっています。メスの働いていないX染色体は凝縮されて細胞核の中に1つの塊として存在していて「バー小体」と呼ばれます。

一方、オスの性染色体（XY）では、X染色体は働いています。オスとメスのどちらも、1本のX染色体は常に働いていることになります。

マウスを使った研究で、この不活性化されたX染色体だけから特別につくられる長鎖非コードRNAが発見され、「X・ist　RNA」と名づけられました。約1万7000塩基ときわめて長く、細胞核内で不活性化されたX染色体を取り囲むように集積していたの

X染色体の不活性化とバー小体

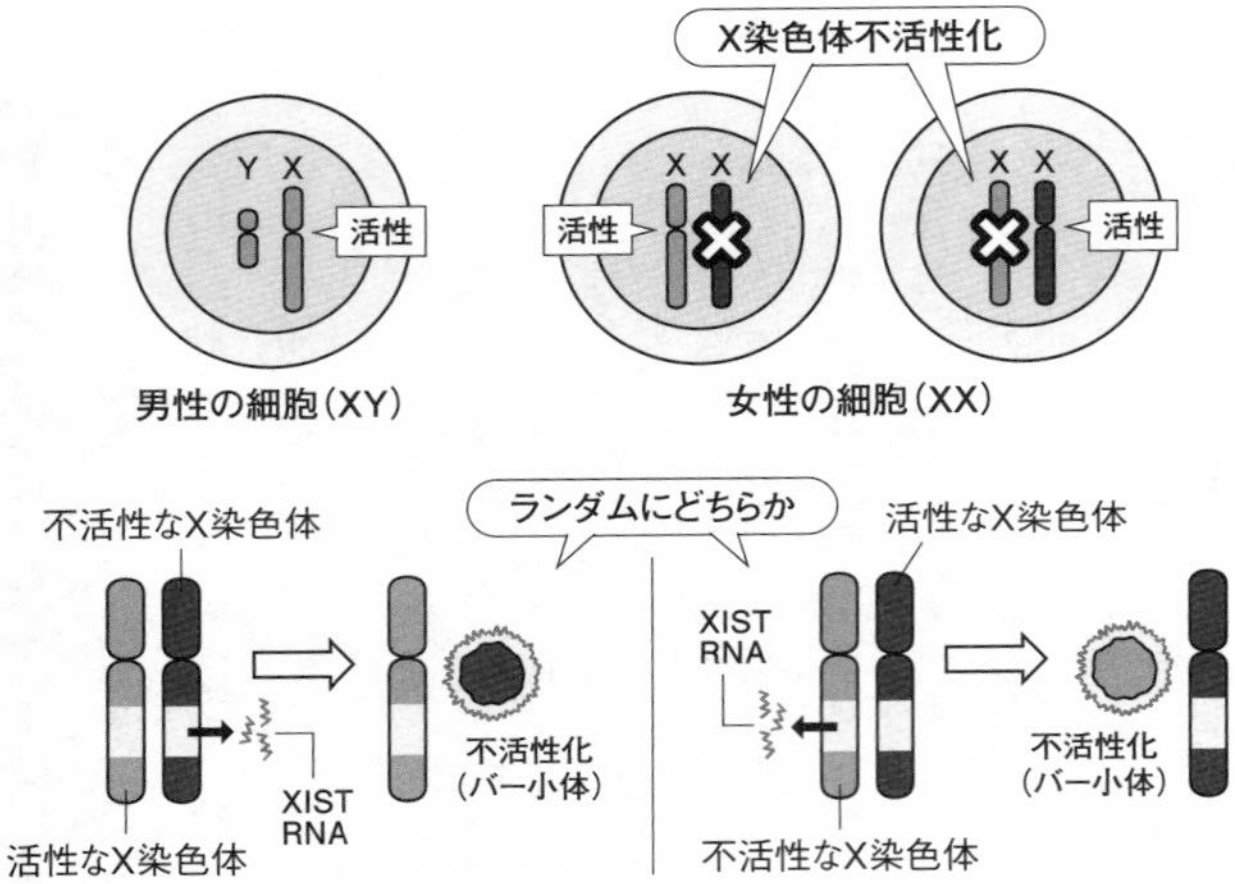

『驚異のエピジェネティクス』をもとに作成

です。このX染色体には、前述したヒストンの修飾やDNAのメチル化といった修飾がされるために、多くの遺伝子は転写されないオフの状態になってしまいます。

ヒトにも、約1万9000塩基の長さの「XIST　RNA」があって、X染色体の不活性化の役割を担っています（ヒトの場合は「XIST」、マウスの場合は「Xist」と表記します）。

父由来のX染色体と母由来のX染色体が不活性化された細胞の数は、ほぼ同じになるのが基本ですが、必ずしもそうならないこともあります。

例えば、X染色体上に単一遺伝子病の原因遺伝子がある場合に、どちらかの親由来のX染色体ばかりが不活性化されてしまうというケースです。「X染色体の偏った不活性化」の状態が一卵性双生児の〝姉妹〟に起こってしまうと、そのどちらか1人だけがX染色体の変異が原因の筋ジストロフィー(デュシェンヌ型)、色覚異常、免疫不全症、精神発達遅滞といった疾患にかかってしまう場合があります。またこれらの疾患の症状が軽かったり、重かったりすることもあります。他方、一卵性双生児でも〝兄弟〟の場合は活性なX染色体を1本しか持っていないので、受け継いだX染色体の変異の有無によって疾患になるかどうかが決まります。

もう1つ、「不活性化されたX染色体が安定に維持されない」という状態があります。例えば、乳がんの患者さんを調べてみると、活性化されたX染色体が2つになってしまい、不活性化されたX染色体が失われていることがあります。つまり、「XIST RNA」の不活性化によって、がんの発症が抑制されなかった可能性が考えられるのです。

非コードRNAをめぐっては、まだまだ未知の部分が多くあり、さらなる解明が期待されています。

⑤複合的で未知なしくみの可能性

体質を決めるしくみとして、ここまで一塩基多型（SNP）、ポリジーン遺伝、エピゲノム、非コードRNAについて触れてきましたが、これらに加えて、複合的で未知なしくみの可能性が考えられます。

その中から、細胞内にある小器官ミトコンドリア、細胞の分化・老化や免疫系の制御などに関与するエクソソームという物質、腸内フローラ（腸内細菌叢《そう》）、それぞれが体質とどう関わっているかについて説明しましょう。

ミトコンドリア――体を動かすエネルギーを産生する

ミトコンドリアは、37・2兆個とされるヒトの細胞内にある小器官で、その数は1つの細胞に数百あります。これまでヒトの細胞数は推定60兆個といわれてきましたが、2013年に論文が発表されて現在は37・2兆個という数字がよく使われるようになっています

（「An estimation of the number of cells in the human body」Annals of Human Biology, 2013 Nov-Dec;40(6):471）。

ミトコンドリアは２本鎖環状の独自のＤＮＡ（ミトコンドリアＤＮＡ、ｍｔＤＮＡ）を持っており、１つのミトコンドリアにコピーされた約10程度のミトコンドリアＤＮＡが含まれているので、変異が起こりやすいといわれています。

ミトコンドリアＤＮＡの変異が、がんの発生に関与しているという指摘は以前からありました。特定の発がん性化学物質がゲノムＤＮＡよりもミトコンドリアＤＮＡに結合しやすく、がん細胞のミトコンドリアＤＮＡは正常の細胞よりも高い割合で変異が起こりやすいのが理由としてあります。

ミトコンドリアは、体を動かすエネルギー源であるＡＴＰ（アデノシン三リン酸）という物質をつくり出すほか、「アポトーシス」と呼ばれるプログラム細胞死の制御、活性酸素の産生、細胞内カルシウムイオンの調節なども行っています。

この機能が低下するとエネルギー代謝障害を引き起こし、特に比較的エネルギーを必要とする心臓、骨格筋や外眼筋、中枢神経、腎臓・膵臓《すいぞう》・肝臓などにミトコンドリア病の症状があらわれやすくなります。「ミトコンドリア病」とは、遺伝子の変化や薬物などが原因でミトコンドリアの働きが低下することによって発症する疾患の総称です。心臓の細胞であれば全身に血液を送れなくなり、骨格筋の細胞であれば運動障害が起き、脳の中枢神経細胞であれば見たり、聞いたり、物事を理解したりすることに障害が生じるなど症状は多彩です。

通常、ＤＮＡは両親から受け継がれますが、ミトコンドリアＤＮＡは母親の卵細胞からしか受け継がれません。そのため、「母性遺伝（母系遺伝）」といわれる特徴が知られています。

母性遺伝には、「細胞質遺伝」と「遅発遺伝」があります。細胞質遺伝は、ミトコンドリアのような小器官に存在する遺伝子とそれに支配される形質の遺伝をいいます。ミトコンドリア病の原因になることがあり、ヒトでもよく知られています。他方、遅発遺伝は、母の遺伝子の組みあわせが子孫の形質を直接決めるもので、第2世代では組みあわせが変わらないので、形質の変化が第3世代に持ち越されるためにこう呼ばれます。

巻き貝の殻は通常右巻きですが、巻き方を決める遺伝子「Ｌｓｄｉａ１」の働きを止めるとその子どもは1世代遅れて左巻きになり子孫に受け継がれることが遅発遺伝の例として挙げられます（中部大学総合工学研究所　黒田玲子特任教授のチーム）。しかし、ヒトではよく分かっていません。

また、ミトコンドリアは筋肉細胞とも関係しています。筋肉の線維状の細胞は「筋線維」といわれ、瞬発的な筋収縮を行う「速筋線維」と、持続的な筋収縮を行う「遅筋線維」の2種類があります。

ミトコンドリアはこの遅筋線維に豊富に含まれていて、脂肪酸とブドウ糖を消費して酸素を用いた酸化的リン酸化によって、体を動かすためのエネルギーをつくり出しています。遅筋線維を働かせると、体内に蓄積された脂肪がミトコンドリアで燃焼しやすくなります。

体内の速筋線維と遅筋線維の比率は、生まれつきほぼ決まっています。遅筋線維が多ければそれだけミトコンドリアが働いて熱産生の効率が高くなり、その人は短距離よりも長距離を走り続けるマラソンランナーに向いている体質であるといえます。蓄えたエネルギーを燃やして体温をつくるという、基礎代謝量が高い体の性質です。速筋線維と遅筋線維の詳細は153ページで触れます。

エクソソーム——細胞間の伝達ツールとして重要な役割

エクソソーム（exosome）と呼ばれる物質、あまり耳慣れませんが、血液や尿、髄液といった体液など生体内のあらゆる細胞から常に放出されているカプセル状の粒子です。膜に包まれた細胞外小胞で、大きさは直径約50～１５０nm（ナノメートル、10億分の１m）程度と超小型です。

マイクロＲＮＡ、ｍＲＮＡ、ＤＮＡ、タンパク質などのメッセージ物質をこれに積んで遠く離れたほかの細胞にまで輸送し、ターゲットとなる細胞に届けて遺伝子の働きを制御するなど、細胞間の伝達ツールとして重要な役割があります。

病気になるとエクソソームの放出量は増えるといわれていて、その代表的な例が、がんです。がん細胞から放出されるエクソソームが、がんの悪性化やほかの臓器への転移にも深く関わっています。異物が侵入しにくいといわれていた腹膜に卵巣がんが転移してあちこちに広がってしまう播種《はしゅ》という状態を招いてしまうのも、エクソソームが関わっているとの報告があります。

マウスを使った実験でも、肺転移性がん細胞由来のエクソソームを事前に静脈投与してから骨転移性がん細胞を静脈投与すると、骨転移性がん細胞自体には肺転移の能力がないにもかかわらず、肺への転移が増加していました。これは、肺転移性がん細胞由来のエクソソームを事前に投与したためと考えられます。

悪性度の高いがん細胞から放出されたエクソソームが、悪性度の低いがん細胞を悪性化させてしまったという報告もあります。

また、血液や尿などの体液を採取してエクソソームを調べてみると、そのエクソソームを分泌したがん細胞や腫瘍の特徴が分かるため、がんの早期発見や診断につながります。体液によってエクソソームやがん由来のDNA、血中循環腫瘍細胞などを診断・測定する方法は「リキッドバイオプシー(liquid biopsy)」といわれます。

リキッドバイオプシーの例としては、国立がん研究センターが開発した血中のCD147/CD9陽性エクソソームによる大腸がんの早期診断法や、東京都健康長寿医療センターによる前立腺特異的エクソソームを用いた前立腺がんマーカーの検出と臨床応用に向けた研究などがあります(東京都健康長寿医療センターウェブサイト)。

腫瘍の組織を摘出する必要がなく、また血液などの体液は採取しやすいので、臨床での診断や治療効果の評価への応用が期待されています。

腸内フローラ（腸内細菌叢）

ヒトの腸内には、体全体にいる細菌の約9割がすみついていて、その数は推定100兆個、推定1000種類、重さにすると約1~2kgといわれています。ヒトの細胞の数37・2兆個に比べても約3倍と、とてつもなく多い数です。

ウイルスや細菌、微生物など外部から侵入した異物や、体内でつくられた悪性の腫瘍細胞などに対して、通常なら免疫システムが働いて排除されてしまうものです。しかし、正常な細胞や組織に対してはこうした免疫応答を起こさない、あるいは抑制するしくみが備わっています。これが「免疫寛容」と呼ばれるものです。大腸にすむ「腸内細菌」は、このしくみによって排除されずに、ずっと体内での共存が許されています。

腸内細菌は、菌種ごとに腸の壁にびっしりと張りついていますが、この状態が花畑（flora）に見えるので「腸内フローラ」、正式には「腸内細菌叢」といわれます。

腸内フローラがつくられるパターンは、体質と同じように個人差があります。最も大きな影響を受けるのは母親の腸内環境からで、出産時に母親の産道にある腸内細菌に接触することでもらい受けた細菌が、赤ちゃんの腸内に入りこんで増殖していきます。腸内フローラの原型は3歳までにつくられます。

腸内フローラをつくっている菌は、その働きによって大きく善玉菌、悪玉菌、日和見菌《ひよりみ》の3つに分けられます。その割合は、善玉菌2割・悪玉菌1割・日和見菌7割が理想のバランスといわれています。

善玉菌は腸内で発酵活動を行っています。糖分や食物繊維をエサとして食べて発酵させ、乳酸や酢酸などをつくり出して腸内の環境を弱酸性に保ちます。

悪玉菌はアルカリ性の腸内環境を好むため、酸性になると増殖ができず、毒性物質もつくれなくなり、死んでしまいます。腸内で腐敗活動をするので名前からして悪いイメージがありますが、肉類などのタンパク質を分解して便として排泄するという、体にとってはなくてはならない働きをしています。

日和見菌は、文字通りどちらか有利なほうになびこうと形勢をうかがっている菌です。

善玉菌が優勢になればその味方になって腸内で発酵活動を行い、悪玉菌が優勢になれば加担して腐敗活動を行います。

腸内では善玉菌と悪玉菌の縄張り争いが毎日起こっていて、腸内フローラのバランスは経年的にも変化していきます。乳児期に１００億個以上あったビフィズス菌（善玉菌）は、老年期になると１・１億個と約１００分の１にまで激減します。これは、老化によるものですが、食事や運動量によっても大きく左右されます。

腸内細菌の驚くべき役割

腸内細菌というと「おなかの調子を整える」とイメージしがちですが、実はそうしたレベルのものだけではありません。体質や健康づくりを支配してしまうほどの驚きの役割があります。

「脳腸相関（brain-gut interaction）」という言葉があるように、脳と腸はお互いが密接に影響しあっています。

脳からの指令が自律神経を介して腸に伝わり、下腹が痛くなったり便意をもよおしたりしますが、関係はこのような一方通行だけではありません。反対に、腸が脳をコントロールして、腸内細菌がつくり出す「代謝物」が体のさまざまな機能に影響を与えるという「脳―腸―微生物相関」という言葉も提唱されています。「第2の脳」「ヒト第2のゲノム」とまでいわれる、腸に常在する細菌の新たな研究が注目を集めています。

例えば、腸内細菌の一種である「ブラウティア菌」は、オルニチン、アセチルコリン、S―アデノシルメチオニンなど脂肪蓄積抑制効果がある物質をつくり出し、肥満や糖尿病を予防・改善する可能性が明らかになっています（国立研究開発法人医薬基盤・健康・栄養研究所の研究グループ、早稲田大学 竹山春子教授らの研究グループ、Noster株式会社、山口県周南市、新南陽市民病院の共同研究による）。

また、性別にかかわらず、内臓脂肪面積が小さい人は腸内のブラウティア菌が多いことが分かっています（花王株式会社ヘルスケア研究所、弘前大学大学院医学研究科 中路重之特任教授、東京大学医科学研究所井元清哉教授の研究チームによる）。

「やせ菌」ともいわれるブラウティア菌を腸内で増やす食べ物としては、味噌《みそ》、醤油《しょうゆ》や酢、納豆、塩麹《こうじ》、甘酒、糠漬《ぬかづ》けなどの発酵食品が挙げられます。日本古来のこうした食べ物は、日本人の体質にも影響を与えているようです。

バクテロイデス・ユニフォルミスという腸内細菌は、持久力を向上させるといわれます。その代謝物である酢酸やプロピオン酸などが肝臓に運ばれると、ブドウ糖（グルコース）がつくられます。これは体を動かすエネルギーとして使われるもので、グルコースが増えれば持久力のアップにつながります。

持久力があり速く走れる長距離の選手は、そうでない選手に比べてこの菌の量が多い傾向があり、マウスを使った実験でもこの菌による持久力の違いは検証されています（慶應義塾大学先端生命科学研究所　福田真嗣特任教授、アサヒクオリティーアンドイノベーションズ株式会社　森田寛人研究員・狩野智恵研究員、青山学院大学　内山義英教授・原晋教授らの研究グループ）。

日本の糠漬けや韓国のキムチなどの発酵食品に多く含まれるラクトバチルス・プランタラムという乳酸菌の中には、その代謝物が脳にまで運ばれて睡眠に良い影響を与えるものがあることも報告されています（京都府立医科大学　内藤裕二教授）。

ほかにも、血中コレステロール値を下げる、血糖値の急激な上昇を抑える、大腸がんなどの発症リスクを低下させるなど、腸内細菌には多くの生理機能があります。

腸内細菌の働きを一つひとつ取りあげればきりがありませんが、私たちの体質とは深過ぎる関係があるようです。

腸内環境を整える食物繊維

健康にとって大切なのは、推定100兆個もの腸内細菌の多様性を保ちながらどうバランスをとるのか、腸内細菌がすみやすい環境をどのようにつくるかです。

腸内細菌が活動するためのエサとして特に重要なのが食物繊維です。食物繊維は水に溶けるペクチンやアルギン酸、水に溶けないセルロースやリグニン、消化されにくいデンプン（難消化性デキストリン）といった成分を含んでいます。

食物繊維はタンパク質、脂質、糖質のように消化管で消化酵素の作用を受けることなく大腸にまで届くので、腸内細菌の絶好のエサになります。代謝物をつくり、便をつくるという大切な役割以外にも、増殖によって乳酸菌やビフィズス菌といった善玉菌の割合を増やすなどして腸内環境を良好な状態に整えます。

日本人は古代からワカメや昆布、海苔《のり》などの海藻を多く食べてきました。マウスの実験では、海藻に含まれる食物繊維（アルギン酸ナトリウム）をエサとするバクテロイデス属菌を含む特殊な腸内細菌を持っていると報告されています（慶應義塾大学薬学部薬学科 江島竜太氏、同薬学部の秋山雅博特任講師、金倫基《キムユンギ》教授、前出の福田真嗣特任教授、カイゲンファーマの佐藤弘規氏らの研究グループ〔慶應義塾大学薬学部とカイゲンファーマの共同研究〕。慶應義塾大学ウェブサイト）。

腸内細菌がつくり出した代謝物は腸管の炎症や肥満、がん発症の抑制などにも作用して、日本人独自の体質の決定にも関与しています。腸内細菌の研究は、これからもホットな分野の1つといえるでしょう（公益財団法人長寿科学振興財団ウェブサイト）。

過去の環境的要因は細胞に記憶される——「メタボリック・メモリー」

体質の決定や変化につながると予想されるメタボリック・メモリー（代謝メモリー）について、さらに詳しく説明しましょう。

メタボリック・メモリーとは、過去の一定時期に食事による栄養摂取や食習慣といった環境的要因にさらされ、その結果生じた代謝機能の変化が、まるで細胞内に記憶されたかのように続いている状態を指します。メタボリックは「代謝の、物質交代の」、メモリーは「記憶」という意味です。中でも、妊娠中の母親の栄養状態が子どもにどのような影響を与え、どのように記憶されるかという研究がよく知られています。

第二次世界大戦中の１９４４年9月から１９４５年5月にかけて、後退するナチスドイツ軍の最後の砦《とりで》となったオランダは未曽有の食糧不足に見舞われました。住民の摂取カロリーが通常の半分から3分の1に落ちこんだという「オランダ飢饉《ききん》」です。

大戦後の１９４７年になって、後にハーバード大学の教授になるクレメント・スミス医師は、ちょうどこの時期に妊娠していた母親から生まれた子どもたちの成長具合を調査しました。予想通りに、低栄養によって出生時の体重は低いことを報告しています。その後、男子18歳時の徴兵制の健康診断によって、成人になってから肥満になりやすいことが分かりました。つまり、食糧不足の時代を経た母親の低栄養は胎児に記憶されて、出生後もその子の健康状態に影響を与えているのではないかと考えられるようになったわけです。

この考え方は、イギリスのデビッド・バーカー博士（David Barker １９３８〜２０１３年）らによる長年の疫学調査で検証されました。１９８９年になると、子宮内発育不全で出生時の体重が2500g以下の低出生体重児は、成人になると虚血性心疾患、2型糖尿病、肥満といった生活習慣病を発症しやすいと報告されたのです。これを「成人病の胎児期起源説（バーカー仮説）」といいます。

胎児期に、少ない栄養を効率よく利用できるように体の代謝プログラムを倹約型に変えるという「適応」が行われ、それがメタボリック・メモリーとして記憶されたのではないか、こうした発生のプログラムの変化が病気になりやすい「種」を生じやすくしたのではないかという仮説が立てられたのです。ここから、低出生体重児が成人になって十分な栄養摂取ができるようになると余分な栄養を蓄積しやすくなり、病気を発症するリスクも高まるのではないかと推測されるわけです。

近年では、まだ母親のおなかの中にいる胎児期だけでなく、生まれて間もない新生児期、生後1年未満の乳児期の環境的要因が、その子どもの生涯にわたって健康や病気の発症、体質の決定に影響を与えているという考え方になり、「DOHaD学説」と呼ばれて注目を集めています。

胎児期や生後早期の環境的要因が大きく影響――「DOHaD学説」

では、胎児期や新生児から乳児期の環境的要因が、その後の生育や体質の決定にどのように影響しているのかを見ていきましょう。

あらゆる生物種には、それぞれに特徴的な「個体発生のプログラム」があります。受精卵が成体になるまでの決められたプログラムを「個体発生」といい、基本的にはそのプログラムを変えずに最後の段階でさまざまな形態がかたちづくられ進化してきました。

ヒトの個体発生には、「初期胚《はい》（1～2週）」「胎芽（胚子）期（3～8週）」「胎児期（9～40週）」の3段階があります（次ページの図）。

初期胚は、卵子と精子が受精して、その受精卵が母親の子宮の内壁に着床する最初の1～2週の段階です。これは受精卵が細胞分裂をくり返しながら、子宮に着床できる準備が整った胚盤胞へと成長する胚形成の時期です。この段階でなんらかの異常が起きると、胚盤胞は子宮に着床できず、その後も生育せずに自然流産につながってしまいます。

続く3～8週は胎芽期といわれ、体のさまざまな器官の原型がつくられる、器官形成の時期です。器官とは、一定のかたちや大きさ、生理作用を持ついくつかの組織が集まった

ヒトの個体発生とDOHaD学説

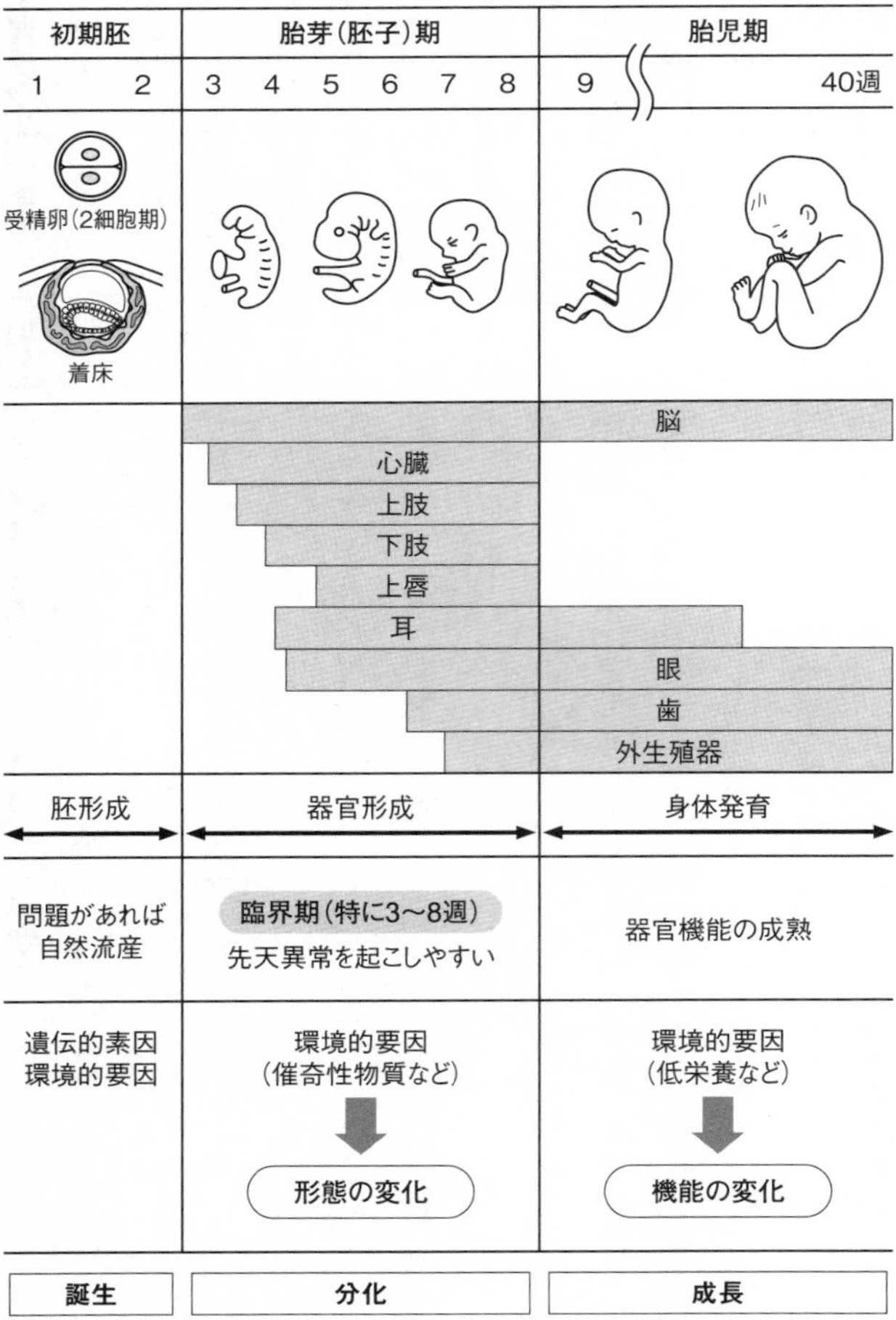

『環境とエピゲノム』をもとに作成

部分をいいます。神経系、消化器系、呼吸器系、循環器系、骨格系、感覚器系、生殖器系、泌尿器系といった器官系があり、在胎中のどの時期につくられるかは器官によって異なります。例えば、脳（中枢神経）は3週から出生までの40週にわたり、心臓・上下肢は3〜4週から8週にかけてかたちづくられます。

多くの器官がつくられるこの時期は「臨界期」ともいわれます。特にこの時期の前半にあたる「高感受性の時期」は、アルコール、医薬品、放射線などの催奇性物質といった母親経由の環境的要因の影響を受けやすく、各器官の先天異常を起こす可能性が高まるので細心の注意を払わなくてはいけません。

続く9週から誕生にいたる40週までが胎児期です。8週までの胎芽期でつくられた各器官や体全体のサイズも大きくなり、それぞれが特有の機能が果たせるように成熟します。しかし、胎児期になったからといって安心はできません。母親の低栄養など環境的要因が胎児に作用すれば、各器官の形態のみならず機能にも影響を与えてしまうからです。妊娠中の母親が生活面で細心の注意を払うように指導されるのは、胎児への悪影響を避けるためです。

連続する発生と段階的発生——ヒトとアゲハチョウの比較

ではなぜ、ヒトの低出生体重児は生まれるのかを、ヒトとアゲハチョウとの発生プログラムの比較で説明しましょう。

アゲハチョウは、春から秋にかけて外環境にさらされながら発生します。産卵された卵は孵化《ふか》して幼虫になり、幼虫は蛹化《ようか》してサナギになり、サナギは羽化して成虫になるといった4つの段階を経ます。これを「変態」といいます。

仮に、幼虫からサナギになった段階で温度や日長などで好ましくない環境的要因にさらされると、そこでいったん発生（成長）をお休みしてしまい（可逆的な休眠）、再び好ましい環境に戻れば、そこからまた発生を再開します。まるで環境が変化する兆しを察知して前もって休み、環境が改善されるのに備えているようにも見えます。

これに対してヒトの胎児は、胎内でしっかり保護されているため外の環境的要因に直接にさらされるわけではありません。途中で母体経由の環境的要因が働いたからといって、そこでいったん発生をお休みしてしまうことはありません。発生のプロセスは、アゲハチ

ヒトとアゲハチョウの個体発生の比較

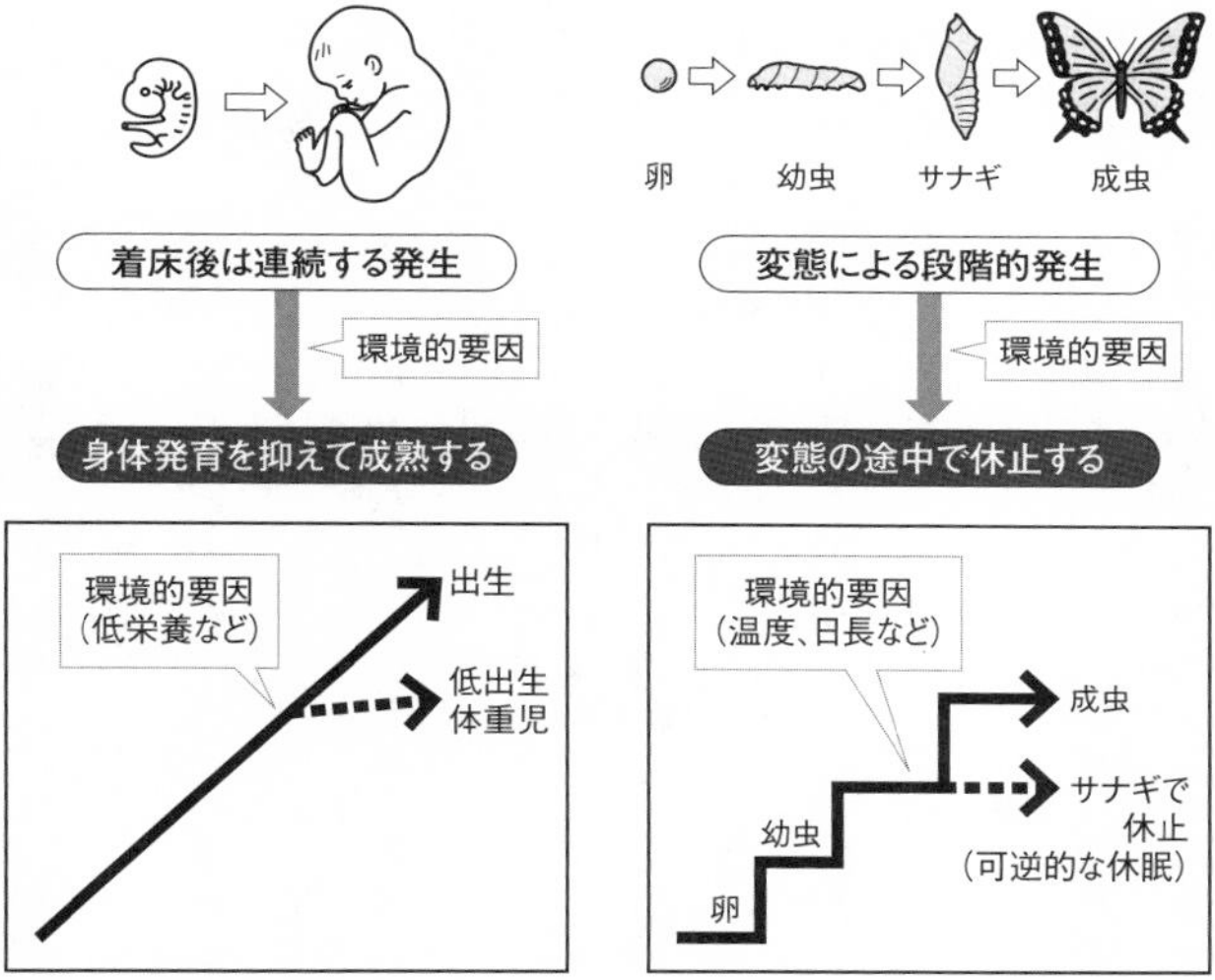

『環境とエピゲノム』をもとに作成

ョウの変態のように段階的ではなく、基本的に休むことなくずっと連続して行われるのです。

もし途中で環境的要因が働いても、体全体のサイズは小さいまま各器官を成熟させるほうを優先するので、結果として体重が増えずに低出生体重児が生まれることになります。細胞の発生・分化のプログラムが一部修正されて、体のサイズが小さくても生まれるように適応するからだと考えられます。

母親経由の環境的要因には、経済的理由や低栄養、妊娠中のダイエットなどによるカロリー不足、本人または周辺者の喫煙や飲酒、出産年齢の若年化・高齢化、ストレス・うつなどが挙げられます。

こうして生まれる低出生体重児は、いわゆる未熟児といわれる早産児とは違います。未熟児は、妊娠22週〜36週6日目までの早産で生まれて、あくまで週数相当で出生体重が低い場合です。他方、母親の低栄養などによる場合は、週数相当の標準よりも出生体重が低い、子宮内発育遅滞（胎児発育不全）の赤ちゃんを指します。しかし統計上、この2つは区別されず、いずれも出生体重2500g以下の場合には低出生体重児といいます。

わが国の低出生体重児が全出生数に占める割合は、2017（平成29）年は9・0％です。1980（昭和55）年の5・0％から増加し、2006（平成18）年に9・0％になってからは9％台とほぼ横ばいが続いているのが気がかりです（『人口動態統計』厚生労働省）。

母親の低栄養による場合でも早産による場合でも、低出生体重児は、出生後に医療的ケアが必要な疾患や、発育や発達の遅延、障害など体質の面でさまざまな症状が出やすいと指摘されています。例えば、貧血、黄疸、低血糖、脳出血、先天性心疾患、呼吸障害、消化管の異常、免疫力の低下（感染症にかかりやすい）、低体温といったリスクがあります。

血液検査や画像検査によって出生後の適切な診断・治療を行うだけでなく、それより前の妊娠期間中も定期的に妊婦健診を受けて、妊娠経過に異常はないか、胎児に発育遅延はないかのチェックを行うことが重要です。

一卵性双生児の研究が体質のしくみを解明

遺伝的素因と環境的要因がどのように影響しあって体質の決定や病気の発症につながるのか、そのしくみを客観的に解明し、有力な根拠を示してくれるのが一卵性双生児を対象にした研究です。

双生児は、1つの受精卵が発生初期に2つに分かれて生まれた一卵性と、異なった2つの受精卵から同時に生まれた二卵性のタイプに大別されます。一卵性は、もともと遺伝的には同一の存在ですので同じゲノムを持ち、性別も同じ、幼少時は見た目もそっくりで、ちょっと見ではどちらがどちらなのかすぐには見わけがつきにくいものです。

一方の二卵性は、性別が異なる場合もあり、見た目の違いもはっきりしていて、同時に生まれたということ以外、双子ではない兄弟姉妹となにも変わりありません。

ところが、一卵性双生児であっても、年齢を重ねるにつれてさまざまな違いがあらわれてきます。もちろん、何歳になっても似ている点は数多くありますが、病気のかかりやすさなどの健康面、食べ物など好んで親しむ嗜好や趣味、勉強の得手不得手、運動の能力などに違いが出やすくなります。

指紋も体質のうちの形質の1つですが、すべて遺伝的素因で決まるわけではなく、観察してみると一卵性双生児でも同じではありません。子宮の内壁との接触、羊水の流れや圧力といった母親の体内での物理的な要因や、指先を形成するホルモンや成長因子の量、母親からの栄養の受け方などの環境的要因の影響を受けるためで、一卵性双生児でも指紋認証で別人と判定されます。

一卵性双生児だからといって、片方ががんになったらもう片方も同じがんになってしまうわけでもありません。両方が同じがんになるケースは比較的稀なのです。

こうしてみると、一卵性双生児を対象とした研究には、

・一致した特徴を比較することで、遺伝的素因の影響を見積もることができる
・一致しない特徴の比較で、環境的要因の関わりを調べることができる

という2つの利点があります。

これまでは、一卵性双生児であってもがんにかかる体質の人とかからない体質の人がいるのは、遺伝的素因以外にさまざまな環境的要因が影響しているからだという説明で済まされてきました。

しかしながら、近年の研究によって、遺伝子の働きをオン／オフにするエピゲノムの重要な要素であるＤＮＡのメチル化が、加齢とともに違ってくるからではないかということが分かってきました。なんらかの原因で、ＤＮＡメチル化酵素ががん発生を抑える遺伝子のプロモーターにくっついてスイッチをオフにするために、がんの発症につながるのではないかというわけです。

環境的要因にさらされると、生命体はそれに適応するように遺伝子の使い方を変えて、自らを変化させる性質があります。私たちの体質は生まれつきだけでなくエピゲノムが深く関わって決まっていくのです。

第４章　体質は変わる・変えられる

環境的要因は遺伝的素因をあぶり出す

これまでくり返し触れてきたように、形質、気質、素質といった多様な要素の総体が体質であるとして、その一つひとつが、どこまでが遺伝でどこまでが環境の影響を受けているのか、遺伝と環境の割合はどの程度なのかは気になります。しかしながら、その割合は、それぞれ数字を用いて明確に説明できるというものではありません。

生まれ持った遺伝的素因に100%由来する体質であれば、変わらずに生涯続いていくこともありますが、生後のさまざまな環境的要因によって獲得された体質は変化しやすいものです。体質には変わらないものもあれば変わるものもある、変えられないものもあれば変えられるものもある、という言い方が適切かもしれません。

これまでの内容をなぞれば、例えば生まれつきの一塩基多型に由来する遺伝子は変えられなくても、エピゲノムによって遺伝子の働き方は変わります。

遺伝子は体をつくる命令を出すだけではなく、環境を介してスイッチをオン／オフして体を柔軟につくりかえていく装置でもあります。遺伝子はなにかを制限するものではなく広く生命活動を可能にするものであるという考え方は、2004年に世界的なベストセラーとなった『やわらかな遺伝子(nature via nurture)』(マット・リドレー著、中村桂子／斉藤隆央訳、紀伊國屋書店、2003年)においても示されています。

さまざまな環境的要因にさらされた結果、隠されていた遺伝的素因が顕在化し、体質の決定や変化に影響を与えている可能性があります。ミカンのしぼり汁で紙に書いた絵や文字が、その紙を火であぶると浮かび上がってくるように、見えなかった遺伝的素因が環境的要因という火によってあぶり出されるとイメージすると分かりやすいかもしれません。

幅広く研究が進んで、体質と遺伝的素因、環境的要因との関わりがさらに明らかになっていけば、「体質は遺伝だから変えようがない」「遺伝だから仕方がない」といった思いこみやあきらめはもういらなくなるでしょう。

虚弱体質というと、体力がなく疲れやすい、熱を出しやすい、胃腸が弱い、食べる量が少ない、顔色が青白い、やせている、貧血気味であるといったイメージがあります。もしもあなたが、「自分は生まれつきの虚弱体質だから、病弱なのはもうどうしようもない」と体質のせいにしていたとしたら、その考えはすぐに捨て去りましょう。そうしたマイナスの体質も、きちんと向きあって改善しようという意欲を持って取り組めば、プラスの体質に変えられるのです。これが、本当の「体質改善」というものです。

体質は3年で変わるか、変えられるか――「体質3年説」

体質は変わる、変えられるものとして、それにはどのくらいの期間が必要なのでしょうか。一朝一夕に、ごく短期間で変わるとは考えにくいですし、この体質なら何か月、何年で変わるとはっきりいえるほど単純なものではありません。

とはいえ、ゴールがいつかが分かっていたほうが、体質を変えたいという行動のモチベーションに間違いなくつながりやすいでしょう。

そこで私が提唱するのが、「体質3年説」です。

もちろん、3年あればすべての体質がきっちり変わると断言できるものではありませんが、3年は根拠のある期間です。3年を単位とする有力な科学的根拠と考えられるのが、次項以下で詳しく述べますが、細胞には寿命があり、3年を目安に多くの細胞が大きく入れかわるという点です。また、医療によって体質を改善したり、体質に影響する長年の乱れた生活習慣を改め、トレーニングによって筋肉を鍛えて病気になりにくい体質に変えるのにも、3年あれば達成できるであろうという予測が可能な期間でもあります。

それぞれどういうことなのかを順を追って説明していきます。

細胞には寿命がある

ヒトの体に37・2兆個ある細胞には寿命があります。これは、細胞分裂の回数に限りがあるからで、この説は「ヘイフリック限界（Hayflick limit）」と呼ばれます。

アメリカの生物学者レナード・ヘイフリック（Leonard Hayflick 1928年〜）らによって1960年代に示され、それまでの「脊椎動物の細胞は不死である」という説はある意味では覆されました。

ヒトのほとんどの細胞では、細胞分裂（あるいは細胞複製）は無限に行われるわけではありません。1つの細胞は生涯のうちで約50回といわれる一定の回数を限度に老化して永久休止するか、自ら死んでしまうからです。

ここで、「あれ、ちょっとおかしいぞ」と疑問を持つ方がいらっしゃるかもしれません。

ここまで触れてきたように、細胞分裂の際にDNAがコピーされて新しい細胞に均等に割りふられるという遺伝情報の流れがありましたね。もとのDNAと同じDNAを持った細胞が次々につくられていくのであれば、細胞分裂の回数に限界が生じてしまうというのは考えられないはずです。

しかし、現実にはヘイフリック限界があるわけです。それは、なぜなのか。

理由の1つとして挙げられるのが、「テロメア（telomere）」といわれる構造の存在です。DNAが入っている染色体の末端にあって、DNAの損傷や、細胞が複製される時に塩基配列が正確に伝わらないといったエラーを防いでくれる役割があります。染色体の末端を保護するキャップのような存在で、テロメアがないとDNAがちぎれたり、他の部分とくっついて染色体の異常を起こしたりしてしまいます。

このテロメアは細胞分裂をするたびに短くなるという特徴があり、やがてその部分がなくなってしまえば、細胞はもうそれ以上分裂しなくなってしまいます。これが、細胞の寿命につながっていくというわけです。

ただし、ヘイフリック限界があてはまるのは、ヒトのほとんどの細胞ではありますが、全部ではありません。例外としてあるのが、卵子や精子などの生殖細胞、初期胚から取り出したＥＳ細胞や人工的につくられたｉＰＳ細胞のような、さまざまな細胞に分化する〝種〟となる幹細胞、それにがん細胞で、制限なく増殖が続けられます。これらの細胞では、短くなったテロメアを再びのばすテロメラーゼという酵素が働いているからです。

テロメアが保たれて、いつも新しく、正常な機能を持った細胞の分裂が無限に行われれば、体の老化や死はないかもしれません。しかし、細胞分裂の回数が有限なのは現実であり、それがヒトの寿命に関係しているのです。

ヒトの場合、これまで判明している最長寿命は１９９７年に死去したフランス人女性ジャンヌ・カルマンさんの１２２歳です。25年以上経《た》った今も、この記録は破られていません。医学が進歩し、長年にわたって平均寿命がのび続けているにもかかわらず、この記録が越えられないのは、その一端はヘイフリック限界によるものと考えてよいでしょう。

多くの細胞は3年で入れかわる

さて、細胞には寿命があるとして、細胞分裂によって新しい細胞に生まれ変わる「細胞周期（cell cycle）」はどのくらいなのでしょう。

ハーバード大学のバディム・グラディシェブ（Vadim N. Gladyshev）博士のグループは、最新の研究技術を用いて、人体の細胞の「ターンオーバー（代謝回転）」について研究してきました。ターンオーバーとは、細胞・組織が一定の総量を保ちながら代謝によって入れかわることです。

平均年齢56歳、153人からの検体データについて、21種類の細胞・組織の全RNAシークエンスデータを網羅的に解析したもので、遺伝子発現のデータからターンオーバーを調べるという、おそらく初めての試みになります。細胞のターンオーバーは、細胞増殖と細胞死の間のバランスであると仮定して、これが細胞や組織の恒常性に関わっていると考えたわけです。

この研究によると細胞の寿命といえるターンオーバーの時間は、最も短かったのが血液中の単球（2日）で、骨髄（3・2日）、大腸・直腸（3・5日）、皮膚の表皮細胞（64日）、中間くらいにあるのが肺（200日）、腎臓（270日）、肝臓（327日）、脂肪組織（248日）、最も長いのが心筋（2万5300日）、脳の神経（3万2850日）でした。これを年に換算すると、脂肪細胞は7年程度ですが、心筋細胞は69年、脳の神経細胞は90年です。心筋や脳の神経の細胞は、それぞれの幹細胞からある程度は入れかわっていることが知られていますが、一生変わらず同じ細胞というケースもあると推測されます。

それぞれの組織にある幹細胞は、ゆっくり分裂する性質があることが分かってきました。細胞分裂によって自分と同じ細胞をつくる「自己複製能」と、自分とは異なる細胞をつくる「多分化能」によって、古くなった細胞を新しい細胞に入れかえ、細胞が傷つけばその部分を修復しながら体の各組織を保ち続ける役割が幹細胞にはあります。

こうして、ほとんどの細胞や組織が1000日（約3年）よりも早くターンオーバーされて、寿命はおおむね短いことが示されたのです（Inge Seim, Siming Ma & Vadim N. Gladyshev「Gene expression signatures of human cell and tissue longevity」npj Aging and Mechanisms of Disease(2016)2)。

ヒトの体の中で細胞や組織によって寿命がなぜ違うのかというメカニズムはよく分かっていませんが、個体の発生の過程でそれぞれの細胞がエピジェネティックに違う性質に分化することによるものではないかと考えられます。細胞の種類によってエピゲノムの修飾が異なれば、遺伝子のオン／オフも異なり、細胞ごとに寿命が決まってくるのです。

さらに、ヒトの細胞のターンオーバーについて、イスラエルのワイツマン科学研究所のロン・ミロ博士のグループから興味深い報告がなされました（Ron Sender & Ron Milo「The distribution of Cellular turnover in the human body」Nature Medicine, 2021）。

この研究の特徴は、十数種類の細胞や組織ごとに計算基準をつくって、細胞量と細胞数のターンオーバーを評価したことにあります。研究の標準的な対象となったのは、20～30歳、身長１７０㎝、体重70㎏の健康な男性です。

その結果、１日あたり80±20ｇの細胞量が入れかわっていることが分かりました。例えば、体重70㎏の男性で毎日80ｇのターンオーバーが行われているとしたら、約２・４年で体全体の細胞が入れかわる計算になります（70㎏÷０・08㎏＝８７５日÷３６５日＝２・３９７年≒２・４年）。ターンオーバーが毎日60ｇとすると、約３・２年で入れかわる計算です。

また、それぞれの細胞型で、１日あたりに入れかわる細胞数のうち、死んだ細胞数の平均をターンオーバー率として計算した場合、86％が血液細胞（赤血球、好中球）、14％が消化管の上皮細胞（小腸、胃）でした。全身の細胞の中でも、とりわけこの２つの細胞は常に入れかわっていることが示されたわけです。

このように、細胞のターンオーバーについての最前線の研究からも、体の中の多くの細胞は3年を目安に大きく入れかわると判明しており、それが体質の変化につながる可能性があることが分かります。これは、本書が提唱する「体質3年説」の科学的根拠になると考えています。

3年くらいの免疫療法でアレルギー体質も改善

アレルギー疾患に対する治療・予防法に「脱感作《だつかんさ》療法」があります。ごく微量の抗原（アレルギーを引き起こす物質＝アレルゲン）を計画的にくり返し投与することで体を慣れさせて、過敏な反応を徐々に弱めていくもので「アレルゲン免疫療法」ともいわれます。まさに、「少量の毒をもって毒を制す」といえます。

アレルゲンエキスを皮下注射する「皮下免疫療法」と、エキスを配合した薬を舌下に含み口腔粘膜から吸収させる「舌下免疫療法」の2種類がありますが、後者が一般的です。

スギ花粉症の治療によく用いられ、80％前後の患者さんに有効性が認められたという臨床報告があります。治療の期間は3～5年を目安とすることをWHOも推奨しています。その時点のアレルギー症状を軽減する対症療法とは異なって、3年くらいの免疫療法によってアレルギー体質（142ページ）そのものが変えられる実際の例ともいえます（『スギ花粉症におけるアレルゲン免疫療法の手引き（改訂版）』一般社団法人日本アレルギー学会）。

乱れた生活習慣を3年で改善する

遺伝的素因と環境的要因の相互作用によって決まる体質ですが、環境的要因として重要なのが運動や食事（栄養）といった生活習慣です。

日常生活での決まりきった行いが習慣であり、習慣化とは、そのために特別な労力を必要とせず、少ない努力で決まりきった行いをくり返す状態になることを意味します。運動にしても食事にしても、健康によいとされる行いが習慣になれば、面倒だと思わずに長続きできて、結果につながりやすいというメリットがあります。

「習慣は第二の天性なり」ということわざがあります。身についた習慣は知らない間に深くしみこんで、やがては生まれつきの性質（体質）のようになるという意味ですが、その一方で、一度習慣化されたものは容易には変えられないという意味も含まれています。

もしも日々の生活習慣が乱れてしまったら、体質の決定にも間違いなく悪影響を与え、生活習慣病の発症にもつながりますから、できるだけ早く改善しなければなりません。

そのための期間はどのくらいかかるのか、習慣の内容やその人の性格や努力の仕方などによっても異なりますが、おおむね3年と見積もるのが妥当ではないかと考えられます。

精神論を持ち出すわけではありませんが、「石の上にも三年」とはよくいったものです。冷たい石の上でも3年間座り続ければ温かくなるという意味で、どんな困難でも辛抱強く続ければ成し遂げられるものですし、成し遂げてほしいという願望でもあります。

例えば、糖尿病や心疾患などの生活習慣病をもたらす肥満も、運動を怠らず、1日3食規則正しく食べ、栄養のバランス、カロリー、食事の量などをきちんとコントロールする習慣を続ければ間違いなく改善できます。短期間で無理なダイエットをすれば、長続きせずにかえってリバウンドを生じることもしばしばです。

もちろん、1年、2年で結果が出る人もいれば、3年以上かかってしまう人もいます。しかし、10年後の自分はなかなかイメージしにくいですが、3年後の自分の姿なら、近い未来として具体的に想像できる時間感覚ではないでしょうか。

3年のトレーニングで病気になりにくい体をつくる

運動も、食事と並んで健康を維持するには欠かせない生活習慣です。運動不足によって骨格筋の機能は低下してしまいますが、トレーニングの習慣を身につければ、年齢を問わず筋肉量は維持されたり増加したりして、筋力がつきます。トレーニングしようと身がまえなくても、毎日少しでも体を動かすことが大切です。楽な姿勢を取り続けたり、座り過ぎなど、じっとしているのは避けたいところです。

背筋がピンとのびて姿勢がよいのは、主に遅筋を使って体を支えているからです。ランニングのような強く速い運動では速筋が働いて、歩行などゆっくりした持続的な運動では遅筋が働いています。体の表面から見える筋肉は速筋、そしてその内側にあって見えないのが遅筋です（153ページ）。

その骨格筋のトレーニングですが、いくつかの決まりごとがあります。中でも注目したいのは、「反復性」と「可逆性」です。

トレーニングの効果はわずか1回で得られるものではなく、規則的にくり返す必要があるというのが反復性です。トレーニングを途中で止めるとそれまでの効果がなくなり、始める前に戻ってしまうというのが可逆性です。

反復性と可逆性を意識してトレーニングを適正な強度で行えば、人によって異なりますが、その効果は2〜3か月程度経ったころから実感し始めるはずです。すぐに結果が出ないからといって体に過大な負荷をかけてしまうとケガなどにつながり逆効果です。

トレーニングによって鍛える骨格筋の役割も見逃せません。骨格筋には、脳からの指令で体を動かすだけでなく、重要な物質を分泌する内分泌器官としての役割もあります。

重要な物質とは、「マイオカイン（筋肉由来内分泌因子）」と呼ばれる30種類以上のホルモン群です。血管を通じて全身に届けられ、健康にとってプラスとなるさまざまな作用があります。免疫細胞の暴走を防ぐ、大腸がんの発症を抑える可能性がある、脳の働きを促進し記憶力を高める、動脈硬化の進行を遅らせる、アルツハイマー型認知症の原因物質を減らすといった、どれも驚きの作用ばかりです。

このマイオカインは新陳代謝が十分に行われている骨格筋から主に分泌される物質です。

分泌を促すには、運動や体を動かすことを習慣化して骨格筋の筋量を増やさなければなりません。骨格筋の中には、筋肉の幹細胞（筋幹細胞）がふだんは休んだ状態で待機しています。運動などで筋肉に軽い損傷が生じると（私たちは筋肉痛として感じます）、筋幹細胞が増殖して、損傷した筋細胞が入れかわるわけです。これをくり返すと、筋肉量が増えていきます。これが、骨格筋の新陳代謝の実体なのです。

こうして、「毎日体を動かさないとなんとなくスッキリしない」といった感覚が持てるようになったら、運動やトレーニングが習慣化された証拠です（『体力の正体は筋肉』）。

習慣という環境的要因が作用すれば、筋量の増加やマイオカインの分泌促進などによる変化が少しずつ蓄積し、遺伝子の働き方も変わって病気になりにくい新たな体質がつくられていきます。個人差はあるにしても、そうなるまでには3年程度の期間があれば十分ではないかと考えられます。

第5章　体質に潜む健康リスク

病気にかかりやすい体質がある

体質とはなにかについておさらいすると、形質、気質、素質を総合したもので、それぞれ個人の形態的、精神的、機能的な性質を示すものです。

ここからは視点を変えて、体質の類型を整理してみましょう。

一般的に病気にかかりやすい形態的、機能的な体質を「病的体質（異常体質）」といいます。病気になりやすいのは、臨床的に病気を誘発する原因、ちょっとした環境の変化や刺激に対して過敏に反応して、体の恒常性のバランスをくずしやすいからです。体の内外からの変化に対する抵抗力が弱いともいえます。

ある特定の物質に過敏に異常に反応する体質を「特異体質」といい、滲出性《しんしゅつせい》体質、胸腺リンパ体質（リンパ体質）、アレルギー体質などが挙げられます。前者の2つは「過敏性体質」ともいわれ、それぞれ特有の症状や反応を示します。やや古典的な体質の類型ですが、先人の知恵として触れてみましょう。

病的体質と特異体質

病的体質（異常体質）	一般的に病気にかかりやすい体質
特異体質	ある特定の物質に過敏に反応する体質 ── 滲出性体質／胸腺リンパ体質／無力体質／発育不全体質／アレルギー体質 など

著者作成

●滲出性体質

通常ならほとんど影響のないわずかな刺激に対して急性の炎症を起こしたり、血清のある成分が毛細血管を通じて血管の外に比較的強くしみ出たりする反応を起こしやすいのが特徴です。

滲出性体質といわれていた人には、皮膚にあらわれる湿疹《しっしん》（皮膚炎）、鼻や咽頭などの粘膜にあらわれる炎症、アンギーナ（急性扁桃炎《へんとうえん》）、リンパ液の通り道であるリンパ節の腫大（腫脹《しゅちょう》、腫れ）などの症状がよく見られます。

こうした症状を示す原因には、無生物による物理的、化学的因子、生物による因子（寄生虫、真菌、細菌、細菌より小型のリケッチア、ウイルスなど）、遺伝、疾病素因、免疫異常、アレルギーなどが挙げられます。

●胸腺リンパ体質（リンパ体質）

胸腺（胸骨の後方にある免疫器官）や全身のリンパ組織が肥大してしまう症状が特徴です。特にこの体質を持つ幼児は抵抗力が弱く、一般には問題ないような軽いケガ、皮下注射、抜歯、薬剤、ワクチンなどといったわずかな刺激にも強く反応します。こうした体質のため、病気にかかっても悪化しやすく、時には死にいたる場合があります。副腎皮質の機能不全に関連しているとも考えられています。

●アレルギー体質

本来なら、免疫を担当して生体を防御してくれる細胞が、体内に入った異物をなんらかの理由で抗原と認識してしまい、生体に不利に働いてしまうケースがあります。このような反応をアレルギー反応といい、この反応を起こしやすい体質がアレルギー体質です。アトピー体質ともいいます。

アトピー性皮膚炎、アレルギー性結膜炎、蕁麻疹《じんましん》、アレルギー性鼻炎、気管支喘息、食物アレルギー、アナフィラキシーショックを起こしやすい人に共通しているのは、アレルギー体質であるという点です。

アレルギー体質でアレルギー疾患を発症した人を父母に持つ子どもも、アレルギー疾患を発症しやすい傾向があります。家族歴（血縁者にその病気になった人がいること）がアレルギー疾患発症リスクの判定因子であることは、多くの研究結果から明らかになっています（『大人の食物アレルギー』）。

しかし、アレルギー疾患の発症には遺伝的素因だけでなく、さまざまな環境的要因も関与していて、アレルギー体質の人すべてが発症するというわけではなく、また、アレルギー体質ではない人でも発症する可能性はあります。

体質は先天性素因

体質はまた、病気の原因となる因子の類型では、先天性素因として位置づけられています。

病気の原因には、外部から与えられる「外因（外的因子）」と生体の内部に存在する「内因（内的因子）」があります。

病気の原因となる因子

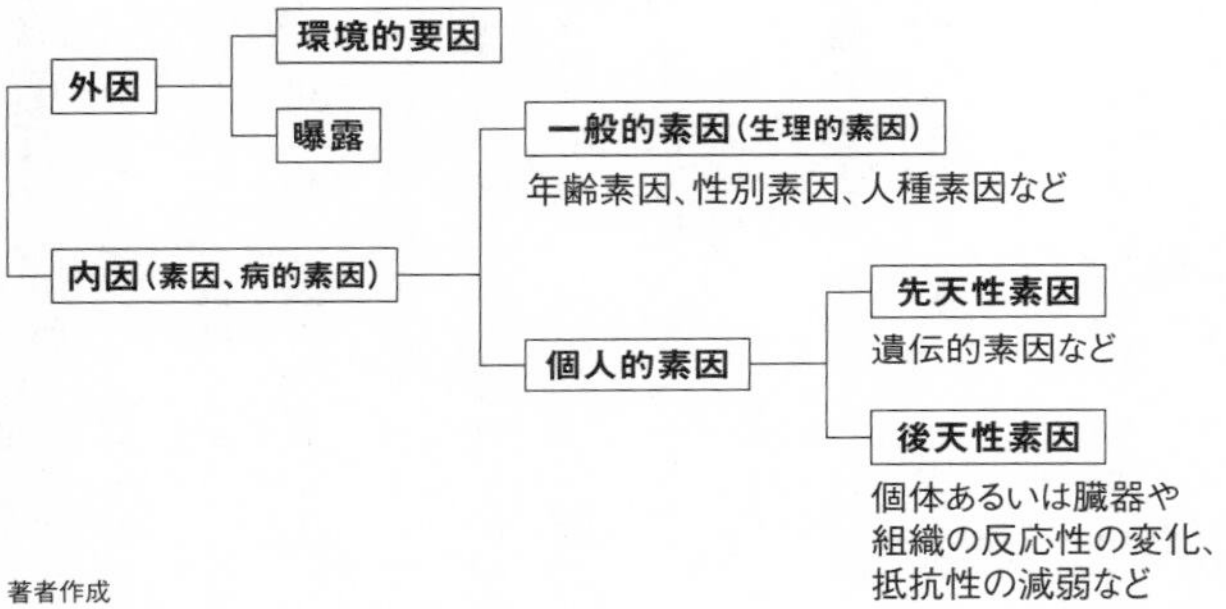

著者作成

外因には、環境的要因や「曝露《ばくろ》」があります。曝露とは、体が細菌やウイルス、環境汚染物質、有害化学物質、放射線、薬品などの危険にさらされるという意味です。一方の内因は、「素因」あるいは「病的素因」ともいわれます。

要因と素因はどう違うのかとよく聞かれます。どちらも「重要な原因」という意味に変わりありませんが、素因といった場合はより根本的な原因で、「ある特定の病気にかかりやすい素質」といった意味で多く使われます。

内因はさらに、「一般的素因」と「個人的素因」に分けられます。

一般的素因は「生理的素因」ともいわれ、年齢素因、性別素因、人種素因などがあります。

個人的素因はさらに「先天性素因」と「後天性素因」に分けられます。後天性素因には、生まれた後の個体や臓器、組織などが持っている反応性の変化やウイルスなどへの抵抗性の減弱などがあります。

本書のテーマである体質は、先天性素因にあたります。遺伝性が明らかな先天性素因は、遺伝的素因とも呼ばれます。

ちょっとややこしいですね。前ページの図で確認してください。20世紀後半に分子生物学が進歩する以前には、医学では体質という考え方が中心的で、いろいろな観察から議論して分類していたのです。

体質の類型が分かったところで、ここからは特定の疾患にかかりやすい体質はあるのか否かについて話を進めていきましょう。

体質が先天性（遺伝的）素因によって決まるのであれば、家族や血縁者にがんや糖尿病の患者がいると、わが家はがんや糖尿病の家系なのではないか、自分もがんや糖尿病にかかりやすい体質なのではないかと、かなり気になるところです。

はたしてどうなのか、がんと糖尿病について、それぞれ個別に見ていきましょう。

がんになりやすい体質（家系）はあるか

がんは、生まれ持った遺伝的素因と生まれ育った環境や生活習慣などの環境的要因とがさまざまに絡みあって発症するといわれています。また高齢化によっても、がんにかかりやすくなります。

家族や血縁者に特定のがんが集積して発生する腫瘍性の疾患は「遺伝性腫瘍」と呼ばれます。ほとんどの遺伝性腫瘍は、がん抑制遺伝子の病的な変異が親から子に遺伝して、がんにかかりやすい体質となって発症するものです。

一方、同じように家族内集積が認められる腫瘍性の疾患に「家族性腫瘍」がありますが、厳密にいえば遺伝性腫瘍とは違う点があります。例えば、ヘリコバクター・ピロリ菌による胃がんは、家族性腫瘍に含まれることがあります。なぜなら、原因遺伝子の明らかな変異といった遺伝的素因よりも、細菌の感染という環境的要因の影響のほうが大きいと考えられるからです。

ヒトのゲノムDNA上には、がんになるのを抑えてくれる「がん抑制遺伝子（例えばp

53遺伝子、ＢＲＣＡ１またはＢＲＣＡ２遺伝子、ＡＰＣ遺伝子）」、逆に、がん化を促す「がん遺伝子（例えばＲＡＳ遺伝子）」などが数多くあります。いずれも本来がん発生のためにあるわけではなく、それぞれ細胞の増殖を抑える、あるいは細胞の増殖を促す役割を持っています。

私たちは、これらの遺伝子を父親由来と母親由来の１つずつ、計２個受け継いでいます。このうち、がん抑制遺伝子が変異してしまい、細胞の増殖の抑えがなくなるのをきっかけに、さまざまな環境的要因が作用してがん遺伝子の変異が起きて増殖が強まり、さらに多くの遺伝子の変異がドミノ倒しのように起こり、がん発症にいたるという流れです。

遺伝性腫瘍の家系では、変異したがん抑制遺伝子が親から子に50％の確率で伝わります。伝わった人は、生まれた時にはすでにがん抑制遺伝子の片方が変異しているため、正常な人よりもがんにかかりやすい体質であるといえます。

遺伝性腫瘍（症候群）には、乳がん、骨肉腫、白血病、肺がん、消化器がん、脳腫瘍などの「リー・フラウメニ症候群」（ｐ53遺伝子の変異）、乳がん、卵巣がんなどの「遺伝性乳がん卵巣がん症候群」（ＢＲＣＡ１またはＢＲＣＡ２遺伝子の変異）、大腸がんの一種である大腸ポリポーシスなどの「家族性大腸腺腫症」（APC遺伝子の変異）といった種類があります。

遺伝性腫瘍の場合、30〜40歳くらいの若年時に発症したり、複数の組織のがんにかかることがあり、これらのがんが、家系内に集積することになります。比較的稀ながんですが、歴史的には、がん抑制遺伝子とがん遺伝子の発見の契機になるなど、がんの本態解明に大きな影響を与えてきました。

遺伝性腫瘍を発症した人の割合は、がん全体の5〜10%です（国立がん研究センターがん対策情報センター）。

遺伝的にがんになりやすい体質かどうかは、採血による遺伝学的検査（DNA検査・染色体検査）で分かります。この検査が有効な疾患は限られていますが、その後のサポートや治療の方法がほぼ確立しています。検査でがんにかかりやすい体質だと分かったとしても、食事や運動による適切な健康管理によって発症を予防する可能性、万が一発症しても早期診断・早期治療できるメリットが期待できます。遺伝学的検査については177ページ、遺伝カウンセリングについては、179ページで触れます。

糖尿病になりやすい体質（家系）はあるか

がんと同じように糖尿病についても、かかりやすい体質や糖尿病家系はあるのかを気にしている人は少なくありません。

糖尿病には、1型と2型があります。

1型では、インスリンをつくる膵臓のβ細胞がいくつかの原因で減少したり破壊されたりするため、血糖値を下げるインスリンが合成・分泌されなくなります。インスリンを受けとる全身のインスリン受容体を持つ組織にインスリンが作用しないと、血液中のブドウ糖を利用できずに、高血糖状態が続くことになります。インスリン注射などで体外から補給しないと、短時間でひどい脱水症状、腹痛、嘔吐《おうと》、意識障害、昏睡《こんすい》といった「糖尿病性ケトアシドーシス」を起こし、生命の危機にもつながります。

2型は、膵臓のβ細胞からインスリンは分泌されるのですが、インスリンを受けとる肝臓、骨格筋、脂肪組織などの組織のインスリン受容体がうまく働かない状態になったものです。これは「インスリン抵抗性」と呼ばれ、肥満などが原因になります。血糖値を下げるために、β細胞が無理してインスリンの合成・分泌を行うようになり、しだいにβ細胞自体が疲弊して働けなくなるのが特徴です。

いずれも、血糖値が過剰に上昇し、その結果、細胞内のミトコンドリアはすべてのブドウ糖をエネルギーに変えられなくなり、体内の多くのタンパク質に糖がくっついたり（タンパク質糖化、AGEといわれます）、活性酸素や酸化によってさまざまなものを破壊するフリーラジカルが大量に発生して細胞内の酸化ストレスが上昇します。これらは血管障害による糖尿病性の神経障害、腎症、網膜症といった合併症を引き起こします。

日本をはじめ世界的には2型糖尿病の人が圧倒的に多く、糖尿病患者全体の約90％にもなります。

糖尿病は遺伝するかしないかといったら遺伝しやすい病気であるといって差し支えないでしょう。両親が糖尿病の子どもは、糖尿病の家族歴がない両親の子どもに比べたら糖尿病になりやすいのは統計上の事実ですが、だからといって、必ず糖尿病になるというわけではありません。

なぜなら、両親から受け継いだ糖尿病になりやすい体質（遺伝的素因）だけでなく、食生活や運動などの生活習慣（環境的要因）がその発症に大きく関わっているからです。糖尿病が生活習慣病といわれる所以《ゆえん》でもあります。しかも、それぞれの要因が相互に作用しあっているために、人によってどの要因の影響が大きいのかを判断するのはむずかしくなっています。

1型および2型糖尿病の原因となる遺伝子の異常は知られていますが、はっきりとした遺伝性の場合を除いて、遺伝子変異が特定されることは少なく、複数の環境的要因が加わってお互いが作用しあっているため、かかりやすい度合いも、各人それぞれです。

特に、内臓脂肪型肥満の人はインスリンが効きにくくなって血糖値が上がってしまい、糖尿病を発症しやすくなります。高血圧、脂質異常症も無関係ではありません。

日本人の中には、糖尿病になりやすい体質とは無縁で、どんなに不摂生をしても糖尿病にならない人も稀にいます。しかしながら、日本人は軽度の肥満でも糖尿病を発症する例が多く、欧米人と比べて糖尿病体質の人が多いのです。

2021年の世界の糖尿病人口は5億3700万人（全成人の10・5％）で、なにも手を打たなければ、2030年までに6億4300万人（11・3％）にまで増えると予測されています。

国際糖尿病連合（IDF）は「糖尿病のパンデミック（世界的拡大）が人類を脅かしている」と警告しています（国際糖尿病連合『IDF糖尿病アトラス第10版』）。

日本でも、糖尿病が疑われる成人の推計が1000万人を超え、発症にいたらない糖尿病予備軍も1000万人と推定されていて、患者数の拡大を抑える取り組みが急務であると指摘されています（『2016年国民健康・栄養調査』厚生労働省）。

もともと日本人の食生活は、長年穀物や野菜が中心の低脂肪・低カロリー食（和食）でした。そのため、過剰に摂取されたエネルギーを処理する能力は日本人の遺伝子には求められず、少ないエネルギーでも生き残れる省エネ体質がつくり上げられてきました。

しかし、高脂肪・高カロリー食（ある種の洋食、ファストフード）と飽食の時代を迎えて過剰なエネルギーが摂取されるようになり、それまでの省エネ体質では処理しきれなくなって糖尿病の激増につながったのではないかとも考えられます。日本人の2型糖尿病患者の増加率が欧米人に比べて著しく高いのは、この食生活の変化が大きな影響を与えて体質が変化している証でもあります（京都大学 糖尿病・内分泌・栄養内科ウェブサイト）。

骨格筋の比率は生まれつき

では次に、骨格筋の話に移りましょう。私たちの体には、400種類もの骨格筋があります。体が動くのは、この骨格筋が収縮や弛緩《しかん》するおかげで、骨格筋のないところは動きません。その筋量は、成人男性は全体重の40〜45％、成人女性は全体重の30〜35％にもなります。体内で最も大きい臓器ともいえます。

骨格筋の筋肉細胞は「筋線維」といい、エネルギー代謝のしくみや収縮・弛緩の仕方によって「速筋線維」と「遅筋線維」の2つのタイプに大きく分かれます。

速筋線維は白っぽい色をしているので「白筋」とも呼ばれ、瞬発的な筋収縮を担います。白筋は魚の白身とも共通していて、カレイやヒラメといった白身魚がエサをとる時の動きはとても素早いものです。

遅筋線維は赤っぽい色をしているので「赤筋」とも呼ばれ、遅くて持続的な筋収縮や姿勢を保つ役割をしています。赤筋は魚の赤身とも共通していて、マグロやカツオといった赤身魚は長い距離を回遊しています。赤筋が赤く見えるのは、ミオグロビン（筋肉ヘモグロビン）という色素タンパク質の含有量が多いためで、このミオグロビンは酸素を筋肉中に貯蔵する役割があります（農林水産省ウェブサイト）。

どのような動作や運動をするかによって、速筋線維と遅筋線維のどちらが優先的に使われるのかが違ってきます。１００ｍ走やウエイトリフティングなど、瞬発的に最大限の力を発揮する運動の時は速筋線維、ジョギングやマラソン、競歩といった長距離の運動の時には遅筋線維を使う比率が高まります。筋線維は使われるほど肥大化しますので、競技種目によって、選手の速筋線維と遅筋線維のどちらが多いかが決まってきます。

ただし、速筋線維と遅筋線維の比率は、実は生まれつきほぼ決まっています。二卵性双生児と比べて一卵性双生児のほうが比率は似ているので、遺伝の影響がある程度強いのではないかと考えられます。

短距離走より長距離走のほうが得意な人、逆に長距離走よりも短距離走のほうが得意という人がいます。走る距離によって得手不得手があるのは、生まれつきの筋線維の比率の違い、体質的に速筋線維が多いか遅筋線維が多いかの違いによるものなのかもしれません。

しかし、生まれつきとはいっても、筋線維の比率は遺伝だけで決まるものではないことも強調しておかなければなりません。両親がマラソン選手の子どもは生まれつき遅筋線維が多いからマラソンが得意、両親が短距離走の選手の子どもは速筋線維が多いから短距離走が得意だとは必ずしもいいきれるものではないのです。

もしかしたら、未分化な筋肉の細胞（筋芽細胞という）から速筋線維と遅筋線維へと分化する過程で、母胎の栄養環境の影響や、代謝を調節するホルモンの作用を受ける可能性もあるでしょう。特定の転写因子（ＤＮＡがＲＮＡに転写されるのを調節するタンパク質）が働いて、エピゲノムが段階的に変化することもあるでしょう。

最近では、速筋線維と遅筋線維の中間型の筋線維（ピンク筋）が注目されています。速筋線維が〝遅筋化〟したもので、運動や生活環境によって増える可能性があります。しかし、遅筋線維の〝速筋化〟はまだ観察されていないようです。

筋肉細胞の分化は、このように運動や栄養などの環境的要因の作用がエピゲノムに記憶されて生じることもあるのではないか、と推測されます。

速筋線維が減るとサルコペニアになる

速筋線維や遅筋線維の減少は、病気のリスクにもなります。これは重大です。

全身の筋量は、男女ともに45歳あたりから減少し始め、50歳を過ぎると急激に減少します。筋量が減少すると筋力も低下してしまいます。すると、運動量が減少し、不活発な生活習慣などによって、運動機能や活動全般の低下、臓器不全、炎症性疾患、内分泌疾患などが生じやすくなります。食欲減退や低栄養が進み、特に速筋線維の筋量減少と筋力低下のさらなる悪循環に陥って自立した生活ができなくなります。

こうして、最終的には死のリスクにつながる「サルコペニア（筋機能低下症候群、筋量減弱症候群）」と診断されてしまいます。「サルコ」は筋肉、「ペニア」は喪失をあらわすギリシャ語で、この2語からの造語です。加齢以外に原因が考えられない「原発性（一次性）」と、前述の悪循環による「二次性」があります。現時点で承認されているサルコペニア治療薬はありません。運動療法によって筋タンパク質の合成を促し、栄養療法で特にタンパク質の摂取を増やすしかないようです。これが、高齢者には適度な運動や肉・魚類や大豆などのタンパク質の摂取が大切といわれる理由になります。

遅筋線維が減ると糖尿病になる

食物を摂取して生命活動を行うために必要なエネルギーを得るしくみに、ミトコンドリアの「酸化的リン酸化」があります。酸素を使うので「ミトコンドリア呼吸」とも呼ばれます。栄養物を分解する際に得られるエネルギーでＡＤＰ（アデノシン二リン酸）をリン酸化してＡＴＰ（アデノシン三リン酸）を合成するというものです。骨格筋は体の最大の臓器なので、筋肉の酸化的リン酸化の働きが特に重要になります。

ところが、２型糖尿病の患者さんは、骨格筋の酸化的リン酸化の活性が低いと報告されています。糖尿病は筋肉の機能とも密接に関係しているのです。

食事で炭水化物を摂取した後に血糖値が上昇すると、膵臓からインスリンが分泌されます。インスリンは、血糖（血液中のブドウ糖、正しくはグルコース）を骨格筋に送りこむために筋肉細胞の表面まで行ってインスリン受容体に結合します。すると、筋肉細胞内にある「ＧＬＵＴ４（glucose transporter type ４：グルコーストランスポーター４型）」と呼ばれる糖輸送タンパク質がその血糖を取りこむ作業をします。そこでブドウ糖は分解されて、エネルギー源になり、余った分はグリコーゲンとして貯蔵されます。

よく運動している人のGLUT4の量は運動していない人の2倍と多く、わずかなインスリンでも血糖値をすみやかに低下させます。しかし、運動不足で遅筋線維が減少してGLUT4が少なくなるとインスリンの効き目が悪くなり、なかなか血糖値が下がらない「インスリン抵抗性」が生まれます。血糖値が下がらずに高いままの状態が続けば、糖尿病へまっしぐら、というわけです。

前述したように、糖尿病は遺伝によってかかりやすい体質の人がいます。遺伝以外にも、運動不足、肥満、ストレスなどが原因で発症しますが、自覚症状が少なく、進行も緩やかなので、合併症が進むまでなかなか気づきにくいようです。

糖尿病にならないためには、運動によって骨格筋を鍛え、GLUT4の量を増やし、血糖の取りこみを促進してインスリン抵抗性にならないように予防するのが重要になってきます。

長寿の体質（家系）はあるか

血縁者に長生きする人がずらりといると、「さすがにあの家、昔から長寿の家系だからね」とささやかれることもあるでしょう。祖父母も両親も長生きだったら、自分も長生きするのではないかと期待してしまうかもしれません。

前にも触れましたが、これまで公式に世界長寿記録として認められているのは、フランス人女性ジャンヌ・カルマンさんの122歳です。1997年に亡くなってから25年以上経ってもその記録は破られていませんから、ヒトの寿命は120歳ぐらいなのではないかというのが通説になっています。120歳という記録はあくまでも結果論で、いずれは破られるものなのか、あるいは科学的な根拠があるものでこれ以上長生きするのはむずかしいものなのかは定かではありません。

はたして、長生きする体質はあって、それは代々受け継がれるものなのでしょうか。

私たちの体を構成する細胞は、食事によって摂取した栄養分からエネルギー分子（ATP）をつくり出し消費しています。こうした生命活動を行うしくみを「代謝」といいます。エネルギー分子をつくり出す場は、細胞内の細胞質とミトコンドリアと呼ばれる小器官

長寿遺伝子サーチュイン

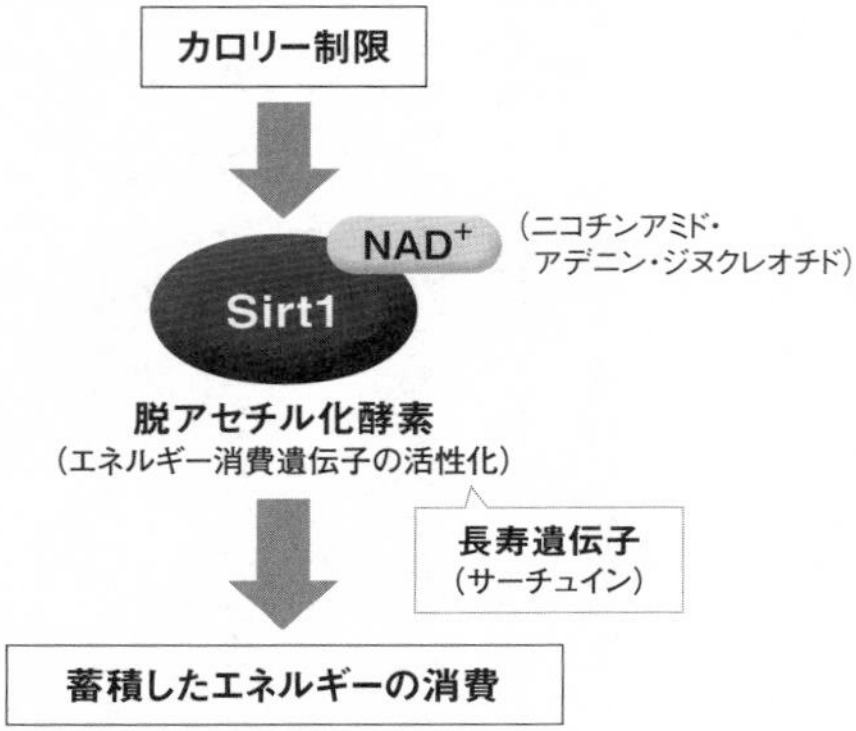

『驚異のエピジェネティクス』をもとに作成

です。正常な細胞では、酸素がある時は主に脂肪酸や糖を使って酸化的リン酸化（ミトコンドリア呼吸）が行われ、酸素が少ない時はミトコンドリアが働かないので糖を使って「解糖」が行われます。栄養の摂取、酸素の供給、運動、温度などの環境の変化に応じて、代謝に関わる遺伝子群の働きとその結果つくられる代謝酵素の活性が大きく変化します。環境の変化に対応して代謝の仕方が変化するわけです。

細胞のエネルギー代謝に重要な働きをする2つの酵素のうち、長寿に関わるのが「脱アセチル化酵素」、肥満を誘導するのが「脱メチル化酵素」です。

脱アセチル化酵素には、タンパク質にくっついたアセチル基を取り除く機能を持つ「サーチュイン（Sirtuin）」があります。この機能を持つ遺伝子は「サーチュイン遺伝子」といわれ、長寿に働くので「長寿遺伝子」ともいわれます。

数種類あるサーチュインの中で最初に発見されたのが「Ｓｉｒｔ１（サート・ワン）」と呼ばれる酵素です。

飢餓などで十分な食事を得られずカロリー不足、栄養不足の状況になると、体内に蓄えられていた糖や脂肪を材料にしてＡＴＰと呼ばれる、エネルギー物質を合成するしくみが働きます。この時、栄養不足に応答するスイッチを入れる役割をするのが、Ｓｉｒｔ１です。この酵素が働く助けとなる補酵素は、ビタミン由来の「ＮＡＤ＋（ニコチンアミド・アデニン・ジヌクレオチド）」です。

ではこの時、細胞の中ではなにが起こっているのでしょうか。

細胞内のＮＡＤ＋は、食事の量が多いと減り、食事の量が少ないと増えますから、栄養が不足すればＮＡＤ＋の量は増えて活性化します。その結果、Ｓｉｒｔ１の働きが高まって、多くのタンパク質に対して脱アセチル化が起こります。

その標的の1つが、転写を調整して代謝全体を活性化する因子「PGC－1α（ピー・ジー・シー・ワン・アルファ）」というタンパク質です。Sirt1によってPGC－1αが脱アセチル化され、細胞の代謝を促進する遺伝子群がより多く転写されるというわけです。

このように、カロリー制限や栄養不足に対して、NAD⁺の量が増えてサーチュインが働き、自らの体の一部を燃やしてエネルギーを確保し、代謝の「恒常性」を保とうとします。恒常性とは、体内外のさまざまな変化に対してほぼ一定の状態に保とうとする、私たちの体に備わった働きを指します。

サーチュインは、マサチューセッツ工科大学のレオナルド・ガレンテ（Leonard Guarente）教授らが、酵母を用いた実験で2000年に発見したものです。酵母での、サーチュインに相当するSir2遺伝子を欠いた変異体では、酵母細胞の寿命は半分ほどに短縮しましたが、Sir2遺伝子の発現を増やすと寿命が約30％のびると分かったのです。

この結果、サーチュインが長寿遺伝子として注目されるようになりました。長寿の人は、理論的にはサーチュインが活性な状態を続けていると考えられますが、遺伝的素因だけで長寿になるとは限りません。その後の研究も加わって、摂取カロリーの制限が生物種の寿命をのばす可能性が示されています。それだけでなく、補酵素NAD+や植物由来のポリフェノール（赤ブドウに含まれるレスベラトロール）の摂取によってもサーチュインは活性化します。補酵素NAD+は直接経口摂取できませんが、その前駆物質であるNMN（ニコチンアミド・モノヌクレオチド）を国のガイドラインに基づいて配合した高品質のサプリメントや、玄米、ブロッコリー、枝豆、アボカドといった食材からは摂取可能です。

ほかにも、生活習慣病にかからない、ストレスをためない、適度に運動するといった環境的要因もサーチュインの活性化にプラスに働くのではないかという説など、長寿につながる要因はさまざまです。さらに研究が進めば、そう遠くない将来に、世界の長寿記録122歳が破られる時が来るかもしれません。

肥満になりやすい体質（家系）はあるか

肥満児の両親が必ずしも太っているというわけではありませんが、親が太っていると子どもも太りやすいという話はよく聞きます。やはり、肥満になりやすい体質はあるのでしょうか。それは遺伝するのでしょうか。

肥満遺伝子LSD1

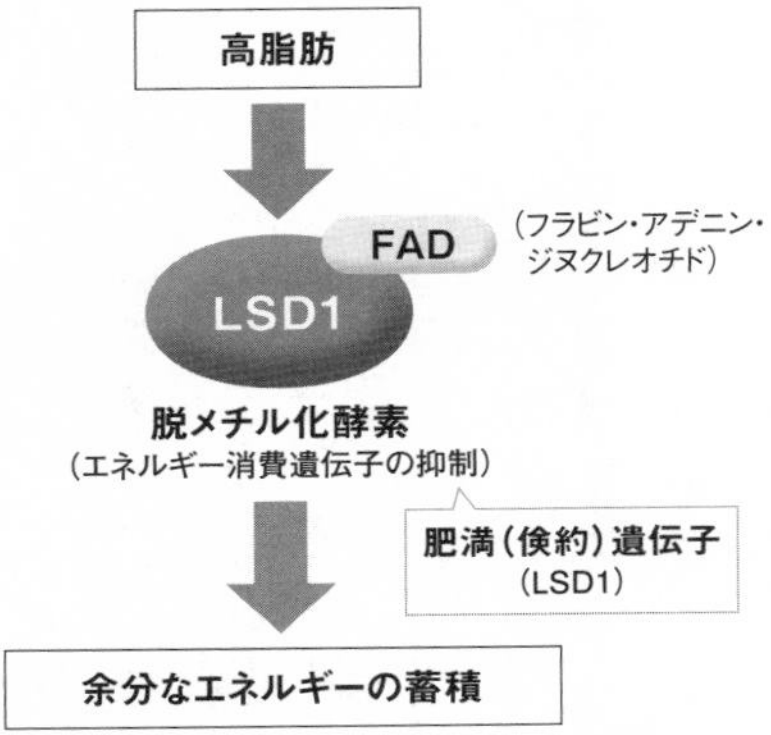

『驚異のエピジェネティクス』をもとに作成

その問いにつながるので、私たち熊本大学の研究グループが２０１２年に「肥満（倹約）遺伝子」として解明した「ＬＳＤ１（lysine-specific demethylase 1：リシン特異的脱メチル化酵素1）」の働きについて説明しましょう。

ＬＳＤ１は細胞のエネルギー代謝に重要な働きをする脱メチル化酵素です。タンパク質のメチル基を取り除いてエネルギーの蓄積を促し、肥満を誘導してしまう働きがあります。この酵素が働く助けとなる補酵素は、ビタミンB$_2$由来の「ＦＡＤ（フラビン・アデニン・ジヌクレオチド）」です。

ここでは、私たち研究者がどのように考えながら研究を進めているか、その思考過程に

エネルギーの消費／蓄積を調節するPGC-1α遺伝子

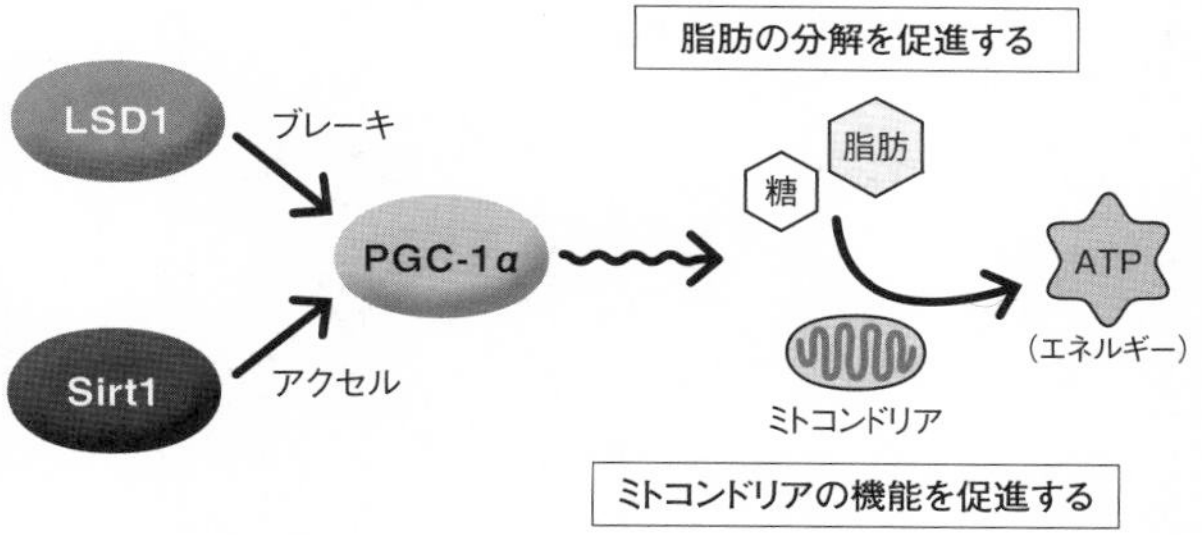

『驚異のエピジェネティクス』をもとに作成

ついて紹介します。

最初、マウスの未分化な脂肪前駆細胞から中性脂肪を蓄積する脂肪細胞に分化させる実験で、脂肪細胞内にＬＳＤ１が増加していたためにその働きをブロックしてみたところ、細胞に蓄積していた脂肪が著しく減少しました。面白い現象を見つけたので、この時なにが起こっているのかを明らかにするため、ゲノム上の遺伝子が発現（転写）して生じる全ＲＮＡを調べてみました。

すると、ミトコンドリアの機能を促進する遺伝子、脂肪の分解を促進する遺伝子の発現が増えていることが分かり、この中には転写を調整して代謝を活性化させるＰＧＣ－１αの遺伝子が含まれていました。

つまり、ＬＳＤ１脱メチル化酵素が、ＰＧＣ－１α

遺伝子が働くのを抑えて細胞内に余分な脂肪が蓄積するように作用していると考えられます。いい換えれば、このＬＳＤ１酵素の働きをブロックしてしまえば、蓄積された脂肪は消費されて細胞内の脂肪は燃焼するわけです。

さらに、別の研究グループからは、脱メチル化酵素の働きをブロックする薬があると報告されました。それは、すでに欧米では抗うつ薬として使用されていた「トラニルシプロミン」と呼ばれるものでした。この薬を、高脂肪食を与えて肥満にしたマウスに投与すると、予想通りに肥満は著しく改善しただけでなく、高脂血症（脂質異常症）やインスリン抵抗性までもが改善したのです。

あらためて、この脱メチル化酵素ＬＳＤ１には余分な脂肪を蓄えて肥満を促す働きがあると確認でき、私たちは「肥満（倹約）遺伝子」と名づけたわけです。

Ｓｉｒｔ１という酵素が、代謝全体を活性化させるＰＧＣ－１α遺伝子のアクセルになれば、脂肪の分解やミトコンドリアの機能を促進して蓄えたエネルギーを消費するように働き、やせるようになります。その一方で、ＬＳＤ１という酵素がＰＧＣ－１α遺伝子のブレーキになると、余分なエネルギーを脂肪として蓄えるように働き、太ってしまいます

（165ページの図）。

このように、体内の組織や器官ではＳｉｒｔ1やＬＳＤ1といった酵素が働いて、体全体の代謝の働きを調節するのに食事から得る栄養分を利用しています。同時に、これらの酵素は補酵素としてのビタミンを必要とするので、日々摂取する食事の量や質が大きく影響します。高脂肪食、偏食、大食といった偏った食環境に長期間さらされていると、本来なら変化に柔軟に対応していかなければいけない酵素による代謝の調節にも偏りが生じ、ＬＳＤ1が常に活性化してしまうなどして、肥満になりやすい体質になってしまいます。

肥満の両親の子どもが肥満になりやすいのは、遺伝的素因とともに家庭の偏った食環境が大きく影響しています。子どもが肥満の親と同じ食環境にいれば、代謝機能も変化して肥満になりやすい体質になるのはごく自然な成り行きであろうといえます。

薄毛になりやすい体質（家系）はあるか

親が薄毛だから自分も薄毛になってしまったのは仕方ないとため息をつく人もいれば、親は髪がふさふさなのに自分は薄毛になってしまい「こんなはずじゃないのに」と憤る人もいて、特に男性の中には、薄毛は切羽詰まった問題と感じている人も少なからずいるようです。

薄毛の大半は、成人の男性に多く見られるAGA（androgenetic alopecia：男性型脱毛症）と呼ばれる脱毛症の一種です。

AGAの発症は、テストステロンという男性ホルモンと、5αリダクターゼという毛乳頭細胞に存在する酵素の結合がきっかけです。この結合によって、DHT（ジヒドロテストステロン）と呼ばれる強力な男性ホルモンが生成されます。このDHTが多く生成されると、頭頂部などにある男性ホルモンレセプター（アンドロゲン受容体）に取りこまれて「TGF-β」という脱毛を促す因子が増加します。

毛髪は通常、2〜6年かけて成長期から退行期に移行しますが、TGF-βが増加するとわずか数か月から1年で退行期に移行してしまい、成長できずに抜けてしまうというわけです。

こうしたしくみのAGAですが、5αリダクターゼの活性度と男性ホルモンレセプターの感受性は親から遺伝しやすいとされています。遺伝によって5αリダクターゼの活性度が高くなれば、ＤＨＴを過剰に生成しやすい体質になります。

男性ホルモンレセプターの感受性は隔世遺伝する可能性が考えられています。親が薄毛でないから自分は大丈夫とはいいきれません。祖父母やそれ以前の世代に薄毛の人がいたら受け継ぐ可能性があるのです。

また、男性ホルモンレセプターの感受性は、母方の家系からしか遺伝せず、特に母方の祖父・曾祖父が薄毛の場合、ＡＧＡを発症する体質を受け継ぐ確率はより高くなる傾向にあります。しかし、１００％ではありません。なぜ母方の家系からだけなのか、その理由は、男性の性染色体ＸＹのうちＸ染色体は母親からしか受け継がれず、この中に男性ホルモンレセプターの遺伝子が存在するからです。

ただし、５αリダクターゼの遺伝子は性染色体ではなく常染色体に存在しているので、父方の家系から受け継ぐ可能性はゼロとはいいきれません。これからの研究が待たれるところです。

ＡＧＡは遺伝以外でも、偏った栄養バランス、生活習慣の乱れ、ストレス、間違ったヘアケアなどが原因で発症します。進行性ですから、早めの予防や治療が必要です。

新型コロナウイルス感染症と体質との関連

新型コロナウイルス感染症（COVID－19）は今もまだ分からない点が多いのですが、ここでは体質の観点から考えてみます。本章の初めに紹介した「病気にかかりやすい体質」（滲出性体質、胸腺リンパ体質、アレルギー体質）が関係する例になるのかもしれません。

新型コロナウイルス感染症は、2019年末に中国の武漢で初めて患者が確認されて、約2か月で多数の国・地域に拡散し、世界保健機関（WHO）は2020年3月にパンデミック宣言を行いました。

このウイルスについての詳しい情報はほかに譲るとして、体質の観点からは次のようなポイントが挙げられます。

①感染しやすさと感染時の症状の強さ

新型コロナウイルスは、ヒトの細胞の表面に存在する受容体タンパク質（アンジオテンシン変換酵素2：ACE2）に結合したのち、細胞内に侵入して増殖します。このウイルスの表面にあるスパイクタンパク質（Sタンパク質）が細胞膜のACE2に結合することが分かりました。ACE2は、血圧を上昇させるアンジオテンシンⅡというホルモンを分解して、血圧を下げるのに必要な酵素です。76ページで触れた血圧の上昇を引き起こすACE1とは逆の働きをします。

新型コロナウイルスはこのACE2を利用するので、すべての人に感染することができます。感染のしやすさや症状の強さも、ACE2が体質的にどれだけスパイクタンパク質と結合しやすいかで決まるともいえます。ACE2は肺、消化管、腎臓、心臓、脳・神経、血管などさまざまな組織で発現し、そこにある細胞がウイルスに感染して症状を起こします。これらの組織は血管に富んでおり、外部から最初の標的になるのは肺などの呼吸器です。

さらに、高齢者や基礎疾患を持つ人ではACE2の発現が増えているとの報告もあり、感染しやすかったり重症化につながる可能性があります。事実、年齢別の死亡者数が50歳代から増え始め、男性は80歳代、女性は90歳以上の高齢者が最も多いことが分かっています（『データから分かる―新型コロナウイルス感染症情報―』厚生労働省）。

新型コロナウイルス感染が重症化しやすい基礎疾患としては、ＣＯＰＤ（慢性閉塞性肺疾患）、がん、重篤な心疾患、高血圧症、糖尿病、慢性腎疾患、肥満などが挙げられます（ＣＤＣ〔アメリカ疾病予防管理センター〕COVID-19「People with Certain Medical Conditions」）。

例えば、高血圧症になりやすい体質として、環境的要因によるＡＣＥ２遺伝子の活性化（その結果、細胞表面のＡＣＥ２が増える）、遺伝的素因によるＡＣＥ２遺伝子の一塩基多型（ＳＮＰ）や変異が挙げられます。このように高血圧症にもＡＣＥ２が関連していて、ＡＣＥ２が新型コロナウイルスの細胞内への侵入に関与することから、高血圧症が新型コロナウイルス感染症の重症化に大きく影響しているものと考えられます。

一方、ウイルスの側にも、ウイルスゲノムにあるＳタンパク質遺伝子にくり返し変異が起こっているため、その結果、ＡＣＥ２との結合しやすさが変化すれば、感染しやすさが強まったり弱まったりすることも当然起こりえます。このように、ヒトの側とウイルスの側のタンパク質の相互作用によって、感染しやすさや症状の強さが決まるといえます。

②新型コロナウイルス感染が陰性後の後遺症

新型コロナウイルス感染症の後遺症（正しくは「罹患後症状」）は、新型コロナウイルスの感染自体が陰性になった後にも、感染中に見られた症状が長期に続いたり、新たな症状が出現したりするなど、さまざまな異常があらわれる状態です。最近注目されて調査研究が進んでいますが、現時点では不明な点が多く、感染症との因果関係はまだよく分かっていません。そのために厚生労働省も、「罹患後症状」という名称を使って別冊として診療の手引きを作成しています。どういう人が罹患後症状を起こしやすいかについても長期の評価が必要なようです。

ＷＨＯは、「罹患後症状とは、新型コロナウイルスに感染した人が、少なくとも2か月以上持続し、また他の疾患による症状として説明がつかないもので、通常、新型コロナウイルス感染の発症から3か月経った時点でも症状が見られる場合」と定義しています。

具体的には、全身の倦怠《けんたい》感、呼吸器症状（咳《せき》、喀痰《かくたん》、息切れ）、感覚症状（味覚・嗅覚障害）、神経・精神症状（記憶障害、集中力の低下、抑うつ、脳に霧がかかったように思考力や集中力などが低下するブレインフォグ）などが主な症状です。感染時にＡＣＥ2受容体が発現している組織に炎症が起こって、その影響が持続する組織で罹患後症状が生じやすい可能性が考えられます。今のところ、罹患後症状が感染時の症状と関係するかどうか、基礎疾患の有無と関係するかどうかなど、体質を論じる前に明らかにすべき点が多くあります。

③ワクチン接種による副反応の出やすさ

新型コロナウイルス感染の前や後にワクチンを接種した人は、ワクチン未接種の場合と比較して、罹患時の症状と重症化、罹患後症状の出現がともに少ないという調査結果が報告されています。

現在主流のメッセンジャーRNAワクチンを接種すると、Sタンパク質などの断片を体内の細胞で合成して、ウイルスタンパク質に対する免疫能を獲得するというしくみです。多くの人の生命を救ってきたと考えられ、国内外でワクチン接種を推し進める科学的な根拠になっています。

ただし、ほかのワクチンや多くの治療薬と同様、このワクチンでも、副反応が生じることがあります。新型コロナウイルスワクチンの副反応については、情報提供が広くなされていて、注射した部分の痛み、発熱、倦怠感、頭痛など、一時的な症状は多くの人が経験しています。

一方で、接種直後のアナフィラキシーショック、数日後に発症する心筋炎・心膜炎など重篤な副反応が稀に生じています。前者は若い女性、後者は若い男性に多いといわれ、ワクチンとの因果関係は今なお調査中です。とりわけ、心筋炎・心膜炎では、胸の痛み、動悸、息切れ、むくみなどがあらわれた場合、速やかに医療機関を受診することが推奨されています。

接種直後のアナフィラキシーショックは、ワクチン注射液の中の成分に対するアレルギー反応なので、アレルギー体質の人に起こりやすいと考えられます。また、心理的な緊張やストレスなどが原因で自律神経のバランスがくずれ、血圧や心拍数の低下、意識を一時的に失う失神、迷走神経反射も起こすかもしれません。これらは新型コロナウイルスに限らず、すべてのワクチン接種で起こりうるものです。

心筋炎・心膜炎は、体の免疫が過剰に活性化されて心臓に炎症を起こしたか、Sタンパク質の断片やSタンパク質に対する抗体が心筋・心膜に対して作用したかなど、いくつかの可能性が考えられます。Sタンパク質の断片自体、またはSタンパク質に対する抗体が過剰な細胞反応を起こしやすい体質がある可能性も見逃せません。ここでも、副反応がなにを介して起こるのかなど、体質を論じる前に明らかにすべき点が多くあります。

新型コロナウイルス感染症のかかりやすさや重症化しやすさが体質とどのように関連しているのか、その研究はまだ緒に就いたばかりです。今後、さまざまな分野での研究成果が明らかになっていくでしょう。

病気のリスクは見つけられる

私たち一人ひとり異なる体質は、遺伝的素因のみならず、食事や運動などの生活習慣、ストレス、加齢、感染症などさまざまな環境的要因との相互作用によって決められるものであると、これまでくり返し述べてきました。

その体質に将来の病気のリスクが隠されているとしたら、それがなんであるかを知って、できるなら気をつけて発症を防ぎたいという思いは誰にでもあるはずです。また、科学的根拠に基づいて自らの体質を客観的に評価できれば、病気の予防、早期発見と早期治療にもつながります。

細胞内には〝DNA（genome）→（転写）→RNA（transcriptome）→（翻訳）→タンパク質（proteome）〟といった遺伝情報の流れがあります。エピゲノムが転写の流れを調節し、RNAとタンパク質の質と量は刻々と変化しています。RNAとタンパク質を見れば、さまざまな検査値と同じように、細胞が置かれている現在の状況が分かります。

また、DNAの塩基配列は同じであっても、DNAのメチル化、ヒストンの修飾、クロマチンの形成はそれぞれの細胞によって違いますから、その違いを調べられれば細胞が持っている過去の履歴（修飾という記憶）が分かります。

簡単にいえば、こうして細胞の過去と現在が分かれば、どういった病気にかかりやすいかなど、未来が予測できるというわけです。

遺伝学的検査はどのように行われるか

体質にどのような病気のリスクが隠れているかを調べる方法は「遺伝学的検査」と呼ばれます。病気の原因となる遺伝子が分かっていれば、理論的にはこの方法で病気のリスクを突き止めるのは可能です。

検査は約10～15㎖採血するだけで、白血球細胞から遺伝子が書きこまれたＤＮＡを抽出できます。ＤＮＡには、グアニン（Ｇ）、アデニン（Ａ）、チミン（Ｔ）、シトシン（Ｃ）という4種類の塩基が配列されています。また、シトシンには、メチル化されたシトシンがあることも述べてきました。

遺伝学的検査では、目的とする遺伝子の塩基配列に病気と関係する変異があるかないかを調べます。これを遺伝子の「解読（解析）」といいます。

例えば、がんと関係しているＢＲＣＡ1遺伝子は約６０００個、同じくＡＰＣ遺伝子には約９０００個の塩基対が並んでいます。その塩基配列をチェックするだけでなく、ブロックで欠けていたり重複していたりする場合もあるので、解読作業は大変です。検査の結果、塩基配列の変化がどの病気の発症と関係しているのか、複数の専門家によるエキスパートパネルで専門的な知識をもとに十分な検討が行われます。

しかし、この検査によってすべての遺伝的素因が関与しているかを説明できるわけではなく、変化が見つかっても必ず発症するものなのかを判断するには限界もあります。

遺伝学的検査の多くは全額自己負担の自由診療ですが、近年、保険が適用される検査も少しずつ増えています。

遺伝学的検査のためには遺伝カウンセリングが重要

体質にどのような病気のリスクが隠れているかを調べるにしても、遺伝学的検査を受ける際には次のような考慮すべき点が指摘されています。

・検査はそもそも受けるべきか否か
・検査はどういった目的で受けるのか
・検査はいつ受けたらいいのか
・検査の性能（発見率や正確さ）はどのくらいなのか
・検査結果をどう解釈し、どう対処すればいいのか
・検査の結果は誰にどのように影響し、その人にどのように伝えたらいいのか
・子どもや家族、血縁者の検査はどうするべきか

・検査の結果に対してどんな予防法があるのか……

こうした点は事前にきちんと見据えておかなければならず、検査後も医学的、心理的、社会的な総合的ケアが必要になるため、必ず遺伝カウンセリングの専門家に相談することをお勧めします。

日本医学会は、遺伝カウンセリングの内容を次のように定めています。

1　疾患の発生および再発の可能性を評価するための家族歴および病歴の解釈

2　遺伝現象、検査、マネージメント、予防、資源および研究についての教育

3　インフォームド・チョイス（十分な情報を得たうえでの自律的選択）、およびリスクや状況への適応を促進するためのカウンセリング

（日本医学会『医療における遺伝学的検査・診断に関するガイドライン２０２２』国立がん研究センターウェブサイト）

遺伝カウンセリングでは、相談に来た人を来談者（クライアント）と呼びます。未発症のことも多く、血縁者の場合もあります。医師がクライアントに対して十分に説明してその後の進め方に同意を得るのがインフォームド・コンセントです。インフォームド・チョイスはそれをさらに推し進め、複数の検査・治療・予防法の中からどれを受けたいか、疾患やその可能性にどう向き合っていくかを選択できるという、より自由な意思を尊重するクライアント主体の考え方です。もちろん、検査や治療を受けないという選択もあります。

採血だけでできる遺伝学的検査ですが、その意義や限界を正しく認識して、得られた結果を今後の健康管理のためにも適切に運用しなければなりません。

遺伝学的検査の最前線、驚くべき機器の性能

遺伝学的検査では、目的とする遺伝子の塩基配列に病気と関係する変異があるかないかを調べますが、そのために用いられるのが、91ページでもご紹介した次世代シークエンサーと呼ばれる機器です。

膨大な数のＤＮＡの塩基配列を一度に同時並行で解析できるようになるなど、その性能

次世代シークエンサーの例

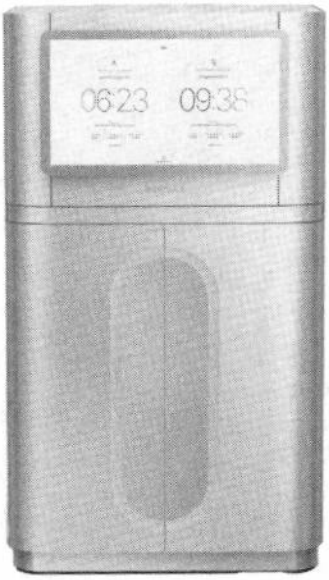

NovaSeq X Plusシステム
（大規模シークエンサー
出力範囲：～165G［ギガ］－16T［テラ］塩基対）

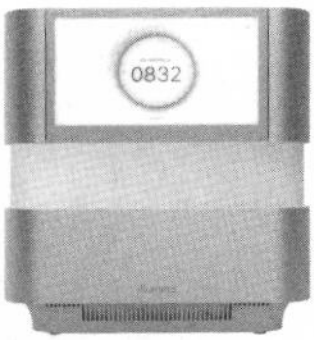

NextSeq 2000システム
（ベンチトップシークエンサー
出力範囲：90G［ギガ］塩基対以上）

の向上はめざましいものがあり、さまざまな分野で威力を発揮するようになりました。

　従来のシークエンサーでは、粘り気のあるゲルの中でのタンパク質やＤＮＡ断片の分離や分子サイズを測定する〝電気泳動〟という手段が必要でしたが、次世代シークエンサーでは、従来のマイクロアレイ（Microarray）のような原理で、きわめて多数のサンプルを１回で調べられるようになりました。

　マイクロアレイは、小さな基板の上に遺伝子を検出するための多数のＤＮＡ断片を高密度で固定して、ＤＮＡ量やＲＮＡ（実際にはメッセンジャーＲＮＡなどを相補的なＤＮＡに変換して調べる）の量を網羅的に検出、解析する技術の総称です。この固定された多数のDNA断片とDNAサンプルが相補的に結合して2本鎖をつくる性質を利用するものです。この原理を利用して、次世代シークエンサーでは、詳しい塩基配列まで解読できるようになりました。

とはいっても、この説明では「いったいなんのこっちゃ！」と首を傾《かし》げる方もいらっしゃるでしょう。かなり細かくて複雑なので、おおよそこうした流れで検査が行われるものと知っていただければよろしいでしょう。

これまでのシークエンサーと次世代シークエンサーとの決定的な違いは、一度に調べられるDNAサンプルの量です。これまでは一度に約100サンプル、塩基の長さは600塩基対程度を解析するものでしたが、次世代シークエンサーは従来型の1000台分以上の性能があり、一度に十分なサンプル数を解析できます。

例えば、アメリカに本社を置くイルミナ社のシークエンサーは、ゲノム解析手法を一変させたといわれています。ゲノム解析では、一度の解析で100G塩基対（G：ギガ＝10億）を超える塩基配列を高い精度で決定できます。DNAの1塩基対の長さは0・34nm（ナノメートル）で、1nmは100万分の1mmですから、超微小なものといえます。

ヒトゲノムは約30億塩基対で、これを網羅的に解析するのに、従来のシークエンサーでは5万回以上の運用が必要でしたが、今ではたった一度で済むようになりました。

こうした技術革新は、一人ひとり異なるゲノムをパーソナルに解析し、医療への応用をもたらしただけでなく、体質を決める一塩基多型（SNP）、ポリジーン遺伝、エピゲノム、非コードRNAについても、その本来の姿を網羅的に知ることができるようになったのです。

その結果、例えば生まれつきの原因不明の病気についても原因遺伝子の候補が見つけやすくなり、診断や治療、薬の開発にも大きなヒントになります。

蓄積された膨大なゲノム解析データなどの大規模なバイオ情報を、生命科学、数理学、情報学、コンピューター技術などが融合して分析し、広く生命現象の解明に応用する学問領域があります。これを「バイオインフォマティクス（bioinformatics：生命情報科学）」といいます。

バイオ情報を活用する機会は今後も飛躍的に増大し、医学や生物学で重要な役割を担うバイオインフォマティクスの存在感と重要性はますます高まっていくものと思われます。

遺伝性腫瘍の可能性も診断できる

１４６ページで触れたように、血縁者に特定のがんが多く発生する腫瘍性疾患を「遺伝性腫瘍」といいます。ほとんどの場合、がん抑制遺伝子の変異が親から子へと受け継がれて発症にいたるものです。

しかし、親から受け継いだ遺伝子に変異があるからといっても、すぐにがんになるわけではありません。がん遺伝子の働きを強める変異が起こり、がん抑制遺伝子を弱める変異が起こって多段階的にがん発生へと進んでいくのです。そしてそこではさまざまな環境的要因が、このような複数の遺伝子が変異するプロセスに作用しているのです。

臨床で行われている「がんゲノム検査」の中には、腫瘍細胞の遺伝子の異常を突き止め、診断や治療法を選択するにあたって参考にできる「ＮＣＣオンコパネル検査」（正式名称OncoGuide™ NCC オンコパネルシステム）があります。その際に、遺伝性腫瘍につながる遺伝子の異常が突き止められれば、当人とともに血縁者はその発症の可能性などについて遺伝カウンセリングを受けることができます。

国立がん研究センターとシスメックス株式会社（神戸市）が共同開発したもので、２０１９年６月から保険適用されています。

これまでのがん医療では、主に肺がんの患者さんで確認されるＥＧＦＲ遺伝子変異を見つける「ＥＧＦＲ遺伝子検査」や、皮膚がん（悪性黒色腫）、甲状腺がん、大腸がん、肺がんの患者さんなどで確認されるＢＲＡＦ遺伝子変異を見つける「ＢＲＡＦ遺伝子検査」のように、それぞれの遺伝子変異を調べる検査法が使われてきました。

しかし、がんの遺伝子変異は多様であり、遺伝子ごとの検査では時間がかかって非効率的なため、一度に多くの遺伝子変異を網羅的に調べる遺伝子パネル検査の開発が求められてきました。

ＮＣＣオンコパネル検査で、次世代シークエンサーを用いて、日本人のがんで多く変異が見られる遺伝子１１４個について一度の検査で網羅的に調べられるようになったのは画期的です。検査結果も、多数の専門家によるエキスパートパネルで議論、評価され、個々の患者さんやその家族、血縁者についても、がん発症の予測を含めたサポートが可能になりました（国立がん研究センターウェブサイト）。

遺伝子の変異や抗がん剤の効果は人によって異なるため、患者さん一人ひとりにあわせた検査法をどう選ぶかが重要になってきます。

分子情報を総体的に調べる統合オミクス解析

細胞内には〝DNA（genome）→（転写）→RNA（transcriptome）→（翻訳）→タンパク質（proteome）→（分解）→代謝産物（metabolome）〟といった生命情報の流れがあります。これら4つの生命分子それぞれを対象に、化学反応や活性などの分子情報を総体的に調べることを「オミクス（omics）解析」といいます。

「ゲノム解析（ゲノミクス）」という言葉をよく耳にしますが、これも遺伝情報の総体であるゲノムDNAを解読するオミクス解析です。

オミクス解析には、解析する対象によって「トランスクリプトミクス」「プロテオミクス」「メタボローム解析」と呼ばれるものがあります。

このような各階層のオミクス解析のデータを比較し、重ねあわせ、統合してネットワークを構築し、個体の生命現象を包括的にシステムとして捉えるのが「統合オミクス解析

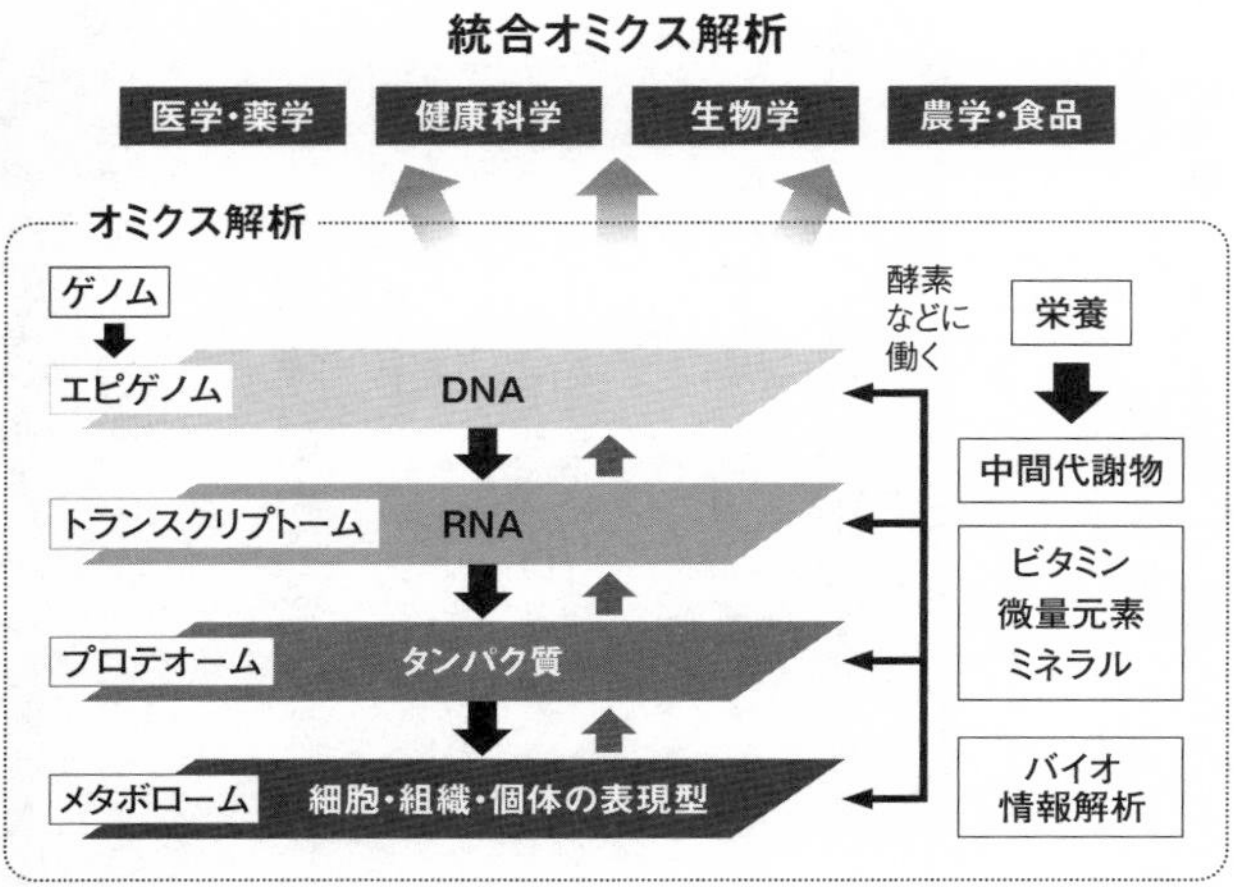

著者作成

（トランスオミクス）」です。

次世代シークエンサーの登場によって可能となった統合オミクス解析は、〝手間がかかる、時間がかかる、お金がかかる〟といった、医学の進化や進歩の妨げとなっていた壁を突き破る突破口になりました（日本オミックス医学会ウェブサイト）。

しかし、課題として、今なお解析用の機器や試薬がかなり高価であるため、解析効率をもっと上げるなど、経費を少なくする必要があります。また、どのオミクス解析でも、得られるデータが膨大であることから、データ解析法の進歩とコンピューターの計算能、データベースの充実など、データサイエンスの進歩が欠かせない状況になっています。

あとがき

体質医学からエピジェネティクス

私が医学生（1979～1985年）として基礎医学を学んでいたころ、「体質」（個人差、個体差）について興味を抱いていました。ただ、なにか特別な理由があったというわけではありませんが、明確なものでした。

例えば、解剖学では、足立文太郎博士による〝Adachi の分類（腹腔動脈の分枝に関する形態学的な分類）〟のように、腹部の動脈の枝分かれにも正常型、変異型といった個人差があることなどさまざまな学びを積み重ねていくうちに、体質について研究することは将来の医学・医療を行ううえで大切だろうと強く感じるようになったのです。

遺伝や体質について図書館で本を読んだり調べたりすることがありました。当時の内科学の教科書には、その冒頭の概論として「体質」という章立てがあって、かなりのページ数が割かれていました。そこに、熊本大学の「体質医学研究所」(1939～1984年)の先生方が数多く執筆されていたので、国内に体質に関する面白い研究所があるのだなと思った記憶があります。

医学生の後半になると、臨床医学を学ぶようになります。卒業近くに、遺伝や体質に関わりが深そうな「小児科学」を選択、小児科医になることに迷いはありませんでした。

1985年に医師免許を取得して大学病院病棟で働くことになったちょうどその時期に、ヒトの「遺伝子(DNA)研究」が始まって、フェニルケトン尿症、筋ジストロフィーなどの病因遺伝子の発見が『Cell』『Nature』『Science』といった著名な科学誌に次々に報告されました。遺伝子医療の始まりです。臨床医学の中では、小児科領域がトップランナーとして活発に取り組んでいましたが、それは単一遺伝子異常による患者さんが多いからでした。

国内でヒトの遺伝子研究を進めていた研究室に飛びこんで、ヒトの「サイトカイン」という炎症性タンパク質の遺伝子研究を行い、医学博士号を取得しました。その後、欧米の研究室にポスト・ドクター希望の手紙を送って、米国ヒューストンにあるベイラー医科大学のアーサー・ボーデ教授（小児科医・遺伝学者）の研究室に留学することになりました。1992年から3年間で、ゲノムインプリンティング（刷りこみ）とヒト発生異常に関する研究を行って、「エピジェネティクス」の研究に魅了されました。

1995年に帰国して熊本大学医学部、そして2002年から現在の「発生医学研究所」に勤めることになります。発生医学研究所の前々身が体質医学研究所です。

1939年設置の体質医学研究所（親しみをこめて「体研《たいけん》」と呼びます）には言い伝えがあります。私が発生医学研究所の所長を務めていた期間、先人からの話として、国の省庁や学外の来客・訪問者に次のように紹介していました。

「当時は、日本人の体格や体力を強化するため、そして、熊本の兵隊がとても強かったため、国は熊本大学に体質医学研究所を設置することになった」と。

熊本城の二の丸公園（現在）には、初期の体質医学研究所があったという記念碑があります。また、熊本大学医学部と同研究所は水俣病の原因究明に大きく貢献したことでも知られています。

医学生の時に初めて知った体質医学研究所の流れをくむ発生医学研究所で、今、体質に関わるエピジェネティクス研究を続けるようになったのはなにかの縁があってのことで、感慨もひとしおといったところです。

疾患研究から健康研究への流れ

世界は新型コロナウイルス感染症のパンデミックを経験して、これからの医学・医療の方向性が転換する可能性が生じているように思えます。多くの人の、自分の健康に対する意識が変わりました。高度な先端医療よりも、身近な健康と安全をどのように守っていくのかという、生きる基本に回帰しているようです。感染症のみならず、戦争や紛争、エネルギー不足、水と食糧の問題、経済の変動、異常気象や災害など、本当に多くの危機的なことが起こっているからです。

最近、科学誌『Cell』が先駆的なレビュー論文を2年連続で掲載しています。「The Biology of Physiological Health」（2020年4月）と「Hallmarks of Health」（2021年1月）の2つの論文で、生理学的な健康とはなにかを論じています。今まで、この視点が欠けていたように思います。

とりわけ、前者の論文では、疾患研究と健康研究は基本的に異なっていること、この50年に主流として展開した「疾患⇒健康」研究が「健康⇒疾患」研究に置き換わることを示唆しているのです。これまでとは逆に、健康を理解することが疾患のコントロールにつながるという考え方になります。「健康」とは単に疾患がないという受動的な状態ではなく、環境的要因の変動に適応して異常や疾患から回復するなど、能動的に恒常性を保つ活動であるとされています。

体質や加齢による身体機能の低下は、すべての人に大なり小なりあらわれてきます。これを適切な薬や生活習慣などで補うことができれば、健康な状態を長く保てることが期待できます。健康と体質はほとんど一体と考えれば、自分の体質を理解して可能な努力をすることが大切になってきます。これから、健康科学と体質医学の研究は、新しいテクノロジーとともにさらに進展していくことでしょう。

体質から健康と病気をコントロールする

同じ遺伝的素因（遺伝子のタイプ）を持つ人でも、環境的要因や生活習慣によって、健康から病気まで幅広いスペクトラム（様相）を生じます。正常な遺伝子を持っているグループは、大部分の人が健康でも、一部の人は病気にかかります。一方、疾患の遺伝子を持っているグループでは、大部分の人が病気を発症しても、一部の人は健康を維持できています。これを健康と病気の「バリエーション」（variation）と呼んでいます。

バリエーションの多くはエピゲノムでつくられる、変わる体質であり、適切な薬や生活習慣でコントロールできるはずです。生活習慣病にならないように予防して健康を維持すること、そのためにもまずは3年間を目安に生活習慣の改善をお勧めします。これが、本書が唱える「体質3年説」で、体質は3年で変わる、変えられるからです。エピゲノムには、健康状態を左右する適応力があって、それが「レジリエンス（resilience：回復力、しなやかさ）」になるのです。

最後に、細胞医学の観点から、どのような生活習慣が望ましいかについてお話ししましょう。

一言でいえば、自分の体質を理解して、環境的要因の影響を過不足なく適度に受けることです。運動も栄養もストレスも、多過ぎても少な過ぎてもよくありません。体を構成する多くの細胞はミトコンドリアの「酸化的リン酸化」によってエネルギー（ATP）を産生しています。エピゲノムの修飾は主にミトコンドリアでつくられる代謝物によるものであることは、本文で触れました。このため、「ミトコンドリアを活性化する生活習慣」が大切になるのです。

ミトコンドリアを活性化する条件として、「運動」「寒さ」「空腹」の3つが鍵になります。運動すれば、体内の余分なエネルギーを消費します。寒さのために体温を上げようとすれば、蓄えたエネルギーを消費します。同じように、空腹であれば、蓄えたエネルギーを消費していきます。つまり、ミトコンドリアを活性化すれば、体全体の新陳代謝を促すことができます。特に肥満などの生活習慣病は、体の中に余分に蓄えた栄養分を消費してATPや熱の産生を行えば、その改善につながります。

ここまでおつきあいいただいた体質の正体を探る旅は、いかがだったでしょうか。私にとっても体質について未知のことが多く、これからも変わらない興味で未完成の研究を続けていくことになるでしょう。

本書をまとめるうえで、熊本大学の髙村美貴子氏、渡邉すぎ子氏、発生医学研究所細胞医学分野の各位から貴重な意見を受けましたことに深謝いたします。また、集英社新書編集部の金井田亜希氏、コーネルの小野博明氏に有意義な議論とアドバイスをいただきました。心から感謝の意を表します。

2023年4月

中尾光善

環境的要因(エピゲノム)	病気の類型と特徴
	生まれつきに決まる(SNP)
	生まれつきに決まる(SNP)
アルコール(飲酒)、肝臓の働き	生まれつきに決まる(SNP)
	若年発症成人型糖尿病(MODY)
	新生児糖尿病、*異常(プロ)インスリン症もある
	インスリン受容体異常症
感染症、自己免疫、膵炎	1型糖尿病
過食、運動不足、肥満、サルコペニア、妊娠	2型糖尿病(インスリン抵抗性)
	多くの原発性脂質代謝異常症 (家族性高コレステロール血症など)
食事(カロリー・脂肪摂取)、運動、ホルモン、 脂肪肝炎、肥満	多くの高脂血症
食事(栄養バランス)、睡眠、運動、子宮内発育、 骨・軟骨の成長、ホルモン、精神的な因子(愛情、ストレス)	低身長症
成長と老化、頭蓋骨格、外傷・病気、整形、ホルモン	
塩分摂取、肥満、動脈硬化、 精神的な因子(緊張、ストレス)、ホルモン、妊娠、 血管・腎臓・心臓の働き、加齢	遺伝性(AGT遺伝子の多型、 水・電解質代謝やホルモンの異常)
心疾患、高齢、甲状腺機能亢進、ストレス、疲労、 睡眠不足、アルコール	QT延長症候群(LQT1、LQT2、 LQT3遺伝子の変異、心室頻拍のリスク)
動脈硬化、不整脈、高血圧、糖尿病、高齢	もやもや病(RNF213遺伝子の多型)
食事(カロリー・脂肪の過剰摂取)、運動、ホルモン、 脂肪組織・骨格筋・肝臓の働き、糖尿病、腸内細菌、 エネルギー蓄積のエピゲノム(LSD1)	
食事(カロリー・栄養の摂取不足)、運動、神経性、 ホルモン、基礎代謝、エネルギー消費のエピゲノム(Sirt1)	
アレルゲン(ダニ、花粉、化学物質、食物、金属、動物)	鼻炎、結膜炎、皮膚炎、腸炎
アレルゲン(ハウスダスト、ダニ、薬剤)、慢性炎症、感染症	気管支肺炎
タバコ、アルコール、感染症、慢性炎症、発がん物質、 放射線・紫外線、腸内細菌、 エピゲノム(DNAメチル化、ヒストン修飾)の異常	*遺伝性腫瘍(主にがん抑制遺伝子の変異)
女性ホルモン(エストロゲン)、肥満、 ホルモン療法(抗エストロゲン)	遺伝性乳がん(BRCA1、BRCA2遺伝子の変異、 卵巣がんの高リスク)
男性ホルモン(アンドロゲン)、前立腺肥大、 ホルモン療法(抗アンドロゲン)	前立腺がんの高リスク(BRCA2遺伝子の変異)
にきび、外傷、手術、BCGワクチン、高血圧、糖尿病、 女性ホルモン	*いずれも遺伝子領域のSNP
男性ホルモン(アンドロゲン)、タバコ、ストレス	
高血圧、高齢、糖尿病、血管障害	*ACE2遺伝子の高発現(ACE2とウイルスの スパイクタンパク質との結合)、基礎疾患で重症化
精神的な因子(愛情、ストレス、人間関係)、外傷・病気、 ホルモン(グルココルチコイド、アドレナリンなど)、 季節・天候、薬剤、インターネットへの依存、社会情勢	*プロモーターの反復配列多型、 #プロモーターのDNAメチル化
高齢、生活習慣(食事、運動、睡眠)、肥満、2型糖尿病、 ホルモン	遺伝性若年発症 (APP、PSENなどの単一遺伝子の変異)

著者作成

【付録】　体質と遺伝的素因・環境的要因との関連性

体質	遺伝子の数	遺伝的素因（遺伝子）
ABO血液型	単一遺伝子	N-アセチルガラクトサミン転移酵素（ABO糖転移酵素）
耳垢型	単一遺伝子	ABCトランスポーター（ABCC11）
お酒の強さ	2遺伝子	アルコール脱水素酵素（ADH1B）、アルデヒド脱水素酵素（ALDH2）
糖尿病	単一遺伝子	転写因子（HNF4A、HNF1A、HNF1B、PDX1、NEUROD1）、グルコキナーゼ（GCK）
		インスリン（INS）*、カリウムチャンネル（KCNJ11、ABCC8）
		インスリン受容体（INSR）
	ポリジーン	インスリン（INS）、サイトカイン受容体（IL2R）、ヒト白血球抗原（HLA）
		アディポネクチン（ADPN）、転写因子（TCF7L2、PPARG、PPARD）、カリウムチャンネル（KCNQ1）、インスリン受容体基質（IRS1）
脂質異常症	単一遺伝子	LDL受容体（LDLR）、アポリポタンパク質（APOC2、APOE）、リポタンパク質リパーゼ（LPL）、HDLコレステロール代謝（CETP）
	ポリジーン	アポリポタンパク質（APOC2、APOE）、リポタンパク質リパーゼ（LPL）
身長	ポリジーン	成長ホルモンと受容体（GH1、GHR）、甲状腺ホルモン受容体（THRA、THRB）、クロマチン因子（HMGA2）、転写因子（SHOX）
顔立ち	ポリジーン	転写因子（PRDM16、PAX3、PAX6、TP63）
高血圧	ポリジーン	アンジオテンシノーゲン（AGT）、アンジオテンシン変換酵素1（ACE1）、上皮ナトリウムチャンネル（SCNN1B）、エンドセリン変換酵素（ECE1）、ミネラルコルチコイド受容体（MR）
不整脈	ポリジーン	多くは不明
脳卒中（主に脳梗塞）	ポリジーン	多くは不明
肥満	ポリジーン	アドレナリン受容体（ADRB3、ADRB2）、ミトコンドリア因子（UCP1）、代謝調節因子（FTO、IRX3、LEP、PPARG）
やせ	ポリジーン	エネルギー消費（PPARGC1B）、糖タンパク質（AHSG）
アレルギー・アトピー	ポリジーン	サイトカインと受容体（IL4、IL13、IL4R）、皮膚フィラグリン（FLG）、プロテアーゼ阻害因子（SPINK5）、膜型メタロプロテアーゼ（ADAM33）、ヒスタミン H1受容体（HRH1）
気管支喘息	ポリジーン	サイトカイン（IL13、IL12B、CCL11）、アドレナリン受容体（ADRB2）、ヒト白血球抗原（HLA）、プロスタグランジンD2受容体（PTGDR）、ヒスタミンN-メチル基転移酵素（HNMT）
多くのがん	ポリジーン	がん遺伝子（KRAS、BRAF、EGFR/HER1など）、がん抑制遺伝子（TP53、RB1、APC、CDKN2A/p16、BRCA1、BRCA2など）*
乳がん	ポリジーン	エストロゲン受容体（ESR1）、HER2（ErbB2）、BRCA1、BRCA2
前立腺がん	ポリジーン	アンドロゲン受容体（AR）、BRCA1、BRCA2、ATM
皮膚ケロイド（瘢痕《はんこん》）	ポリジーン	転写因子（FOXL2）*、タンパク質分解酵素（NEDD4）*
男性型脱毛症	ポリジーン	アンドロゲン受容体（AR）、5αリダクターゼ（還元酵素）
新型コロナウイルス感染症	ポリジーン	アンジオテンシン変換酵素2（ACE2）*、免疫・炎症に関わる遺伝子群
精神不安定・うつ状態	ポリジーン	セロトニントランスポーター（5-HTT）*、脳由来神経栄養因子（BDNF）#
認知症（アルツハイマー型）	ポリジーン	アミロイドβ前駆体タンパク質（APP）、アポリポタンパク質E（APOE）、プレセニリン（PSEN1、PSEN2）、タウ（MAPT）、プログラニューリン（PGRN）

主な参考文献

奥田昌子『日本人の「遺伝子」からみた病気になりにくい体質のつくりかた』講談社ブルーバックス、2022年
奥田昌子『欧米人とはこんなに違った日本人の「体質」―科学的事実が教える正しいがん・生活習慣病予防』講談社ブルーバックス、2016年
木田盈四郎『先天異常の医学―遺伝病・胎児異常の理解のために』中公新書、1982年
仲野徹『こわいもの知らずの病理学講義』晶文社、2017年
仲野徹『エピジェネティクス―新しい生命像をえがく』岩波新書、2014年
樋口満『体力の正体は筋肉』集英社新書、2018年
福冨友馬『大人の食物アレルギー』集英社新書、2022年
NHKスペシャル「人体」取材班『シリーズ人体　遺伝子―健康長寿、容姿、才能まで秘密を解明!』講談社、2019年
中尾光善『驚異のエピジェネティクス―遺伝子がすべてではない!? 生命のプログラムの秘密』羊土社、2014年
中尾光善『あなたと私はどうして違う?　体質と遺伝子のサイエンス―99・9%同じ設計図から個性や病気が生じる秘密』羊土社、2015年
中尾光善『環境とエピゲノム―からだは環境によって変わるのか?』丸善出版、2018年

佐々木裕之監修・中尾光善、中島欽一編集『エピジェネティクスと病気』遺伝子医学MOOK25号、メディカルドゥ、2013年

（順不同）

中尾光善（なかお　みつよし）

一九五九年福岡県生まれ。熊本大学発生医学研究所細胞医学分野教授。医学博士、小児科医。日本学術会議連携会員、日本医療研究開発機構CREST研究開発代表者およびFORCE研究開発代表者、日本エピジェネティクス研究会代表幹事、発生医学研究所所長を務めた。日本人類遺伝学会学会賞。著書に『あなたと私はどうして違う？　体質と遺伝子のサイエンス』『驚異のエピジェネティクス』（以上、羊土社）、『環境とエピゲノム』（丸善出版）など。

集英社新書一一六九I

体質《たいしつ》は3年《ねん》で変《か》わる

二〇二三年六月二一日　第一刷発行

著者……中尾光善《なかおみつよし》

発行者……樋口尚也

発行所……株式会社集英社

東京都千代田区一ツ橋二-五-一〇　郵便番号一〇一-八〇五〇

電話　〇三-三二三〇-六三九一（編集部）
〇三-三二三〇-六〇八〇（読者係）
〇三-三二三〇-六三九三（販売部）書店専用

装幀……原　研哉

印刷所……大日本印刷株式会社　凸版印刷株式会社

製本所……株式会社ブックアート

定価はカバーに表示してあります。

ISBN 978-4-08-721269-3 C0240

Printed in Japan

a pilot of wisdom

a pilot of wisdom

集英社新書　好評既刊

反戦川柳人　鶴彬の獄死
佐高 信　1156-F
反骨の評論家が、反戦を訴え二九歳で獄死した川柳人鶴彬の生きた時代とその短い生涯、精神を追う。

日本のカルトと自民党　政教分離を問い直す
橋爪大三郎　1157-C
宗教社会学の第一人者がカルト宗教の危険性を説き、民主主義と宗教のあるべき関係を明快に解説する。

クラシックカー屋一代記
涌井清春　構成・金子浩久　1158-B
コレクターで販売も行う著者が、自動車の歴史、文化・機械遺産としてのクラシックカーの存在意義等を語る。

カオスなＳＤＧｓ　グルっと回せばうんこ色
酒井 敏　1159-B
なぜＳＤＧｓを取り巻く言説はモヤモヤするのか？京大変人講座教授が説く本当の「持続可能性」とは。

海のアルメニア商人　アジア離散交易の歴史
重松伸司　1160-D
大国の思惑により離散を余儀なくされたアルメニア人の生き様を、アジア交易の視点から鮮やかに描く。

「イクメン」を疑え！
関口洋平　1161-B
日常語となった「イクメン」。その文化を無批判に受け入れてきた日本社会への強烈なカウンターオピニオン。

太平洋戦争史に学ぶ　日本人の戦い方
藤井非三四　1162-D
日本人特有の戦い方が敗因となった太平洋戦争を通覧し、その特徴を詳細に分析。今でも変わらぬ教訓とは。

アジアを生きる
姜尚中　1163-C
「内なるアジア」と格闘し続けてきた思想家が、自らの学問と実人生を根本から見つめ直した集大成的一冊。

差別の教室
藤原章生　1164-B
世界を渡り歩いてきたノンフィクション作家が、差別問題を乗り越えるために考え続けるヒントを提示する。

ハマのドン　横浜カジノ阻止をめぐる闘いの記録
松原文枝　1165-B
横浜市のカジノ誘致を阻止すべく人生最後の闘いに打って出た九一歳・藤木幸夫。市民との共闘のゆくえは。